DAVID ZINCZENKO

La dieta cero barriga

David Zinczenko es el coautor (con Matt Goulding) de la serie bestseller de *The New York Times*, Eat This, Not That! (que ha vendido más de ocho millones de copias en Estados Unidos), los libros *ABS Diet*, *The 8-Hour Diet* y el reciente *Eat It to Beat It!* Trabajó de editor jefe de las revistas *Men's Health*, *Prevention* y *Best Life* en las que fue galardonado en varias ocasiones. Colabora en *ABC News* como experto en nutrición y wellness y es director editorial de *Men's Fitness* y CEO de Galvanized. Actualmente reside en Nueva York.

La dieta cero barriga

DAVID ZINCZENKO

La dieta
cero barriga

Un nuevo plan revolucionario
que apagará tus genes de la grasa
y te ayudará a mantenerte
delgado de por vida

Traducción de
Ana Guelbenzu de San Eustaquio

VINTAGE ESPAÑOL
Una división de Penguin Random House LLC
Nueva York

*Dedicado a los investigadores, científicos,
médicos y demás profesionales
que trabajan para resolver el enigma de la obesidad.
Gracias a vuestra dedicación, cada año
contamos con más conocimientos y esperanza*

Índice

Introducción

Imagina que te quitas la camiseta, te miras en el espejo y te ves con cero barriga.

No con una barriguita, ni siquiera una diminuta, nada de buche, ni flotador, ni michelines.

Cero barriga. Un estómago plano y tenso donde antes solía estar blando.

La mayoría hace tiempo que abandonamos ese ideal. Hemos aceptado la grasa de la barriga como un lastre inevitable, un compañero de por vida, parte de lo que significa ser un ser humano normal.

¿Cero barriga? Eso es para los que aparecen en las portadas de las revistas, los que tienen entrenadores y nutricionistas personales y máquinas de liposucción personales en el sótano de sus mansiones de Beverly Hills. ¿Qué hay de la gente normal como tú y como yo? Siempre sufrimos la cruda realidad cuando tenemos que ponernos el bañador, sentimos cierto descontento con la panza que rodea la cintura, tenemos más probabilidades de sufrir las consecuencias para la salud del aumento de peso no deseado. Es así.

Pero no es verdad. No tenemos por qué vivir así.

Como editor de nutrición y bienestar de *ABC News*, director editorial de *Men's Fitness* y ex director de las revistas *Men's Health, Women's Health* y *Prevention*, he pasado toda mi carrera estudiando la grasa en la barriga: de dónde viene, qué nos puede provocar y cómo podemos combatirla. He viajado literalmente por todo el planeta informando sobre la grasa: desde publicar revistas de deporte y nutrición en Europa y África hasta cubrir los hábitos de los atletas olímpicos en Beijing. Probablemente soy el que más sabe del mundo sobre tu barriga.

Esto es lo que sé: no hay mayor amenaza para ti y tu familia —para tu salud, tu felicidad, incluso para tu futuro económico— que ese pedazo de grasa que se ha subido a tu regazo y se ha instalado junto a tu estómago. Es un torpedo dirigido al torso, un misil lanzado al tórax. Es un organismo vivo y en continuo crecimiento cuyo único objetivo es destrozarte la vida.

Por eso he diseñado el programa definitivo para que desaparezca.

Cero barriga: ese es el objetivo.

Y este es el plan.

LA PROMESA CERO BARRIGA

Si yo fuera un gurú sabio y canoso sentado en la cima de una montaña del Himalaya y tú viajaras por medio mundo en busca de mi sabiduría, probablemente te sorprendería lo que te he dicho. Mi único secreto para llevar una vida mejor —una vida más sana, rica y feliz— no es «Pasa más tiempo con tus amigos», «Haz lo que te gusta», «Encuentra tu energía superior» o «Pon más dinero en tu plan de pensiones». El mío es: «Deshazte de la barriga». En el bienestar físico, emocional, económico y espiritual, la grasa de la barriga es más dañina de lo que imaginas.

La grasa de la barriga —lo que los científicos llaman «grasa visceral»— es la más peligrosa que existe: para el corazón, para el cerebro, para tu vida amorosa e, incluso, para la cartera. Los millones de células enemigas que contiene tu barriga son más malvadas de lo que los conspiradores de la serie *Homeland* llegarían a soñar jamás, y demuestran la misma dedicación para conseguir que fallezcamos. Entenderlas, saber de dónde vienen, qué hacen y cómo combatirlas puede ser la información más importante sobre salud y deporte que recibirás en tu vida.

La base científica que demuestra la relación entre la grasa de la barriga y el declive general de la salud personal se ha consolidado durante la última década, y los estudios son claros. Si permites que esa grasa se quede ahí, apalancada en tu regazo, creciendo y haciéndote sentir peor, no hay duda de cuáles serán las consecuencias: vivirás menos años (también menos años felices) y dilapidarás los ahorros combatiendo el daño que la barriga hace a tu salud y tu bienestar.

Pero hay una respuesta, una manera de cambiar tu destino y vivir más tiempo, más delgado y más feliz. Y la tienes en tus manos.

Es la promesa de CERO BARRIGA, el primer programa para reducir la grasa abdominal de forma radical, y no con los clásicos métodos para perder peso que restringen las calorías, sino «desactivando» de verdad los genes de la grasa y acabando con la inflamación que los vuelve a activar.

Tus genes son tus genes, no se pueden cambiar, pero sí

cómo se expresan. Tal y como dice Alfredo Martínez, profesor de ciencias de la alimentación y nutrición en el Departamento de Fisiología de la Universidad de Navarra, tu código genético personal «es como la letra de una canción. No puedes cambiar la letra, pero sí cómo se toca la canción —la velocidad, el ritmo y el volumen— cambiando la dieta». (Nadie mejor que un europeo para que la grasa de la barriga suene a ópera.) Si tus genes de la grasa suenan a Metallica, este plan puede convertirlos en Mozart.

¡ÉXITO CERO BARRIGA!

MARTHA CHESLER, 52 años
Perdió 20 libras y 7 pulgadas en seis semanas
«¡Era fantástico saber que se estaban produciendo mejoras importantes en la salud que yo ni siquiera veía!»

Durante años, esta profesora de Ohio lo intentó con varias dietas, pero le parecían restrictivas, difíciles de seguir y le quitaban la energía. CERO BARRIGA hizo que perder peso fuera fácil. Sin tener que contar calorías ni medirlo todo, Martha consiguió no obsesionarse con su objetivo y empezar a bajar peso con facilidad. «Vi los resultados de inmediato —afirma—. Me siento mejor física y emocionalmente y quería seguir teniendo esa sensación.» Y lo hizo. En menos de seis semanas siguiendo el programa, Martha perdió más de 20 libras y unos impresionantes 7 pulgadas de cintura. Pero la mejor noticia tenía que ver con la salud de su corazón. Antes de empezar el plan CERO BARRIGA, su frecuencia cardíaca solía ser de 112 latidos por minuto (lpm) en el momento en que empezaba su programa de ejercicios de bicicleta. «Al cabo de una semana y media ya había perdido 10 libras, y con los mismos ejercicios mi ritmo cardíaco no subía de 96 lpm. Era genial saber que estaban pasando cosas buenas que yo ni siquiera notaba.»

Además, los resultados serán rápidos, tangibles y duraderos. En solo seis semanas perderás hasta 7 pulgadas de cintura y reducirás el riesgo estadístico de morir de diabetes, enfermedades cardíacas o derrame cerebral en un 80 %. Piensa en la historia de Martha Chesler de la página anterior y su viaje hacia la CERO BARRIGA.

A medida que esos genes que acumulan grasa vayan quedando silenciados, te enseñaré a medir las mejoras en la salud, igual que mides la barriga que se encoge, usando nuevas tecnologías que te proporcionarán la imagen más precisa posible de tu bienestar personal.

Estos nuevos conocimientos científicos son la base de CERO BARRIGA. Los alimentos y las bebidas CERO BARRIGA están diseñados para desarmar los genes de la grasa, alterar tu destino genético y dar marcha atrás en la diabetes y la obesidad. Un estudio de 2013 publicado por *Journal of Physiology and Biochemistry* descubrió que, incluso después de seguir una dieta rica en grasas y azúcares —y de ganar el peso y la grasa abdominal que comporta—, el cambio a una dieta sana puede revertir los cambios genéticos inducidos por una dieta poco sana en solo diez semanas.

Imagínatelo: ¡un plan que puede eliminar 10 libras o más en dos semanas y modificar tu destino genético en menos de doce semanas!

Un viaje personal hacia la pérdida de peso

Soy un ferviente admirador de los beneficios del plan CERO BARRIGA, y no solo por el efecto que ha tenido en la vida de otras personas; también ha marcado un antes y un después en mi propia vida. Digamos que no siempre he estado del todo sano o en forma. Alcancé la mayoría de edad en la década de 1980, justo cuando la crisis de la obesidad empezaba a extenderse, y yo me expandí con ella.

Lo llamaron «los grandes ochenta» porque de repente todo era más grande: el pelo, las hombreras y, lo más importante, la comida. En 1980, una cadena norteamericana de supermercados, 7-Eleven, introdujo el refresco de 1,2 litros Big Gulp, y la marca Hershey's sacó su primera barra de chocolate extragrande. Dos años después, Coca-Cola compró Columbia Pictures y empezó a colocar sus bebidas y productos de alimentación en todas sus películas.

Al mismo tiempo, McDonald's empezó a preguntar: «¿Le gustaría cambiarlo por el tamaño extragrande?», y yo siempre decía: «¡Claro!». A los 14 años ya tenía 210 libras de grasa adiposa adolescente en mi figura en crecimiento de 5´10´´. No era el único: el Servicio de Estudios Económicos del Departamento de Agricultura de Estados Unidos estima que la ingesta diaria de calorías por persona aumentó en un 24,5 %, o en unas 530 calorías, entre 1970 y 2000.

Sin duda, estar gordo me hacía sentir mal. Se reían de mí y me costaba hacer amigos y conseguir citas. Mi peso empeoró tanto que el entrenador del equipo de lucha del instituto me reclutó para, literalmente, sentarme encima de los contrincantes al final de los combates. Aun así, cuando todo me superaba, tenía un amigo fiel esperando al otro lado de la puerta de la despensa. Solo tenía que abrir otra bolsa de Doritos y sumergirme en ese placer naranja fluorescente, o acercarme al centro comercial y seguir mi olfato hasta la heladería. La comida era mi refugio cuando me sentía mal. Sin embargo, en mi fuero interno sabía que esa no era forma de vivir. Sabía que tenía mal aspecto, que no me sentía bien conmigo mismo. Lo que no sabía es que si no cambiaba, iba directo al desastre físico, emocional e, incluso, económico. Necesité una tragedia para despertar.

CÓMO LA GRASA ME DIO UNA PATADA EN EL INTESTINO

A una edad todavía joven, los 52 años, mi padre falleció de un derrame cerebral repentino y masivo. Siempre había estado grueso, pero se había inflado hasta la obesidad en la década de 1980, igual que yo, que era su hijo. Tenía los mismos «genes de la grasa» que él. ¿Ese era mi destino?

Aunque ya había empezado a combatirla —pasando por un entrenamiento básico en la Marina y corriendo maratones a los veintipocos años—, la amenaza de la obesidad siempre acechaba en mi cabeza, incluso antes de la muerte de mi padre. Entrenaba duro, todos los días, para mantener el peso a raya, y me gustaba mi aspecto, pero no era mi deseo tener que correr 26.1 millas para conseguirlo.

Sabía que no quería vivir como un corredor de maratones o un deportista obsesivo. Sí, aún me gusta hacer deporte todos los días, pero ahí fuera hay un mundo por descubrir, y es difícil verlo todo cuando no paran de caerte gotas de sudor en los ojos.

Lo más importante que me hizo ver la muerte de mi padre es que el exceso de peso —sobre todo el exceso de grasa en la barriga— iba más allá de la vanidad. La grasa abdominal puede ser la principal causa de enfermedades cardíacas, apoplejía, diabetes y cáncer en Estados Unidos, y fomenta en gran medida la epidemia del Alzheimer, la depresión e incluso enfermedades inflamatorias y autoinmunes. De hecho, nuevos estudios indican que la grasa de la barriga es muy distinta de otros tipos de grasa. Se forma a partir de un conjunto de células madre distinto del tejido adiposo situado en otras partes del cuerpo, y sus acciones las desencadenan los genes de la acumulación de grasa que se activan y aumentan de volumen gracias a nuestro estilo de vida, tan propenso a la comida rápida y el estrés. Una vez activados estos genes, la grasa visceral actúa como una fuerza invasora que intenta conquistar nuestro cuerpo.

Una cosa me quedó clara: la grasa de la barriga mató a mi padre.

Y yo iba a encontrar la manera de combatirla.

APUNTAR AL ENEMIGO

Así empezó mi odisea para hallar una cura de la grasa de la barriga.

Hace diez años escribí un libro muy popular llamado *La dieta abdominal* que supuso una revolución en la forma de diseñar dietas.

¡CERO SACRIFICIO!

JUNE CARON, 55 años
Perdió 10 libras en dos semanas
«Para mí, CERO BARRIGA es un placer, una celebración de los alimentos sanos, sabrosos, maravillosos, coloridos. ¡Me siento muy mimada!»

La dieta abdominal fue el primer libro que explicaba con todo detalle cómo los alimentos que crean músculo y son ricos en proteínas y fibras, además de contar con una gran cantidad de nutrientes —los mismos alimentos que forman los abdominales—, también eran armas cruciales contra la grasa de la barriga. Asimismo, explicaba que «seguir una dieta» era lo peor que podías hacer si querías perder peso.

Hace siete años saqué la serie *Eat This, Not That!* («¡Come esto, no eso!») que enseñaba cómo perder cantidades enormes de peso ingiriendo nuestros alimentos favoritos en las cadenas de restaurantes y establecimientos de comida rápida más populares de Estados Unidos. Llegó a tener más de doce libros y enfadó a muchos comercializadores de comida —recibí tantas cartas del tipo «Para o te denuncio» que dejé de contarlas—, pero al final la industria de la alimentación se dio cuenta de que la única manera de afrontar la ola de conciencia del consumidor que se avecinaba era conocer el programa.

Tanto *La dieta abdominal* como *Eat This, Not That!* ayudaron a millones de estadounidenses a perder decenas de millones de kilos, y cambió la manera de comer hoy en día. Gracias a la mayor conciencia de las calorías ocultas y los aditivos que contiene la comida, las cadenas de restaurantes de todo el país cedieron a la presión del público y del gobierno y empezaron a publicar el contenido nutricional en páginas web y en sus tiendas. ¿Con qué resultado?: realmente hemos frenado la obesidad. En 2013, por primera vez desde que las agencias gubernamentales empezaron a hacer un seguimiento de estas tendencias, los Centros para el Control y la Prevención de Enfermedades de Estados Unidos (CDC, por sus siglas en inglés) registraron una disminución de la obesidad infantil entre los niños más desfavorecidos. En diecinueve estados se detectaron descensos mensurables, y en la gran mayoría de los demás estados no se produjo un incremento, tras décadas en que las tasas de obesidad iban en aumento. Aun así, la guerra todavía no se ha ganado del todo.

Gran parte de los estudios relativos a la grasa en la barriga que aportaban esos primeros libros estaban en sus etapas iniciales. Sabíamos que la grasa visceral —la que se sitúa debajo de los músculos del estómago y envuelve los órganos internos— tiene funciones bioquímicas perjudiciales para el cuerpo humano, casi como un parásito que intenta matar a su anfitrión. Sin embargo, contábamos con poca información sobre cómo opera, cómo crea esas sustancias químicas y qué nos hacen exactamente. Hasta ahora.

Hoy en día sabemos que la acumulación de grasa se activa, en gran medida, gracias a una serie de marcadores de nuestros códigos genéticos individuales. Algunos portamos una serie de genes vinculados a desórdenes en el metabolismo, como la diabetes y la obesidad; otros tienen una tendencia genética más baja a presentar esos problemas de salud. En cuanto se activa el interruptor de nuestros genes de la grasa, corremos un gran riesgo de ganar peso y todos los problemas de salud que esto conlleva, y por mucho ejercicio que hagamos o por mucho que restrinjamos las calorías, no lograremos invertir del todo ese rumbo. (Por eso tanta gente sigue sin perder peso pese a seguir una dieta y hacer deporte como un loco. ¡Eureka!) El activador número uno de nuestros genes de la grasa es la dieta, sobre todo la falta de ciertos nutrientes.

También hemos descubierto más aspectos de la grasa de la barriga: cómo se forma y cómo se comporta. Una célula de grasa visceral es distinta a todas las demás células del cuerpo, sean de grasa o de otro tipo. El tejido adiposo visceral ni siquiera procede del mismo conjunto de células madre que otro tipo de grasa, evoluciona de una manera completamente distinta. A medida que va ganando terreno en tu interior, va escupiendo niveles cada vez mayores de adipocinas, una serie de sustancias bioquímicas que provocan daños terribles en la salud. Las adipocinas aumentan la presión arterial, con lo que se incrementa el riesgo de sufrir una embolia; reducen la sensibilidad a la insulina, que desemboca en diabetes; aumentan la inflamación, lo que aumenta el riesgo de todo, desde el Alzheimer hasta la artritis, pasando por la psoriasis y el cáncer. Además, alteran la respuesta hormonal, erosionan el tejido muscular, aumentan el riesgo de sufrir una depresión y destrozan el deseo sexual. Atacan y dejan cicatriz en el hígado, lo que puede provocar una cirrosis, cáncer y, en última instancia, insuficiencia hepática.

Esto es lo que hace la grasa visceral. Este es el enemigo, y no se anda con chiquitas.

TU BARRIGA EN NÚMEROS

35 MILLONES: Cantidad de glándulas digestivas en el estómago

40.000 MILLONES: Cantidad de células de grasa visceral en la barriga de un ciudadano medio

100 BILLONES: Cantidad de bacterias en el cuerpo, un 80 % en el intestino

2 LIBRAS: Peso de los microbios que viven en el sistema digestivo

80 %: Proporción de células inmunes del cuerpo situadas en el intestino

10 VECES: Cuánto más largo es el tracto intestinal respecto de la altura

95 %: Parte de serotonina, la «hormona de la felicidad», situada dentro del intestino

40 PULGADAS: Circunferencia media de la cintura de un hombre adulto

37 PULGADAS: Circunferencia media de la cintura de una mujer adulta

1,5 LITROS: Cantidad de comida y bebida que el estómago puede soportar de una vez

7 SEGUNDOS: Tiempo que tarda la comida en llegar de los labios al estómago

Sin embargo, durante los últimos años los estudios han aportado importantes avances, una base científica que nos muestra cómo controlar, de una vez por todas, nuestro torso. Estos nuevos descubrimientos científicos hacen que CERO BA-RRIGA sea tan revolucionaria. En este libro descubrirás cómo determinados alimentos provocan cortocircuitos en nuestros genes de la grasa, desactivan las partes de nuestro ADN que provocan el aumento de peso y activan nuestros cuerpos para que quemen grasa y no la almacenen. De hecho, seguir una dieta adecuada puede hacer que levantes el pie del acelerador de los genes de la grasa y provoques un cambio radical en el aumento de peso para así, durante el proceso, cambiar tu destino genético. Ninguna dieta ha atacado jamás el aumento de peso desde la perspectiva genética. CERO BARRIGA sí lo hace.

También aprenderás el poder de una digestión correcta y su papel en la lucha contra la inflamación —una de las causas del aumento de peso que a menudo pasa desapercibida—, y cómo nos hace parecer y sentir más delgados y sanos. Muchos de los alimentos que conforman la base de las dietas populares —desde la dieta Shred hasta la Atkins, pasando por la Dukan o la South Beach— tienen un alto contenido en lactosa (el azúcar que se encuentra en los productos lácteos) y gluten (la proteína del trigo). Es cierto, esos alimentos son una de las mejores fuentes de calcio y magnesio, que sirven para crear musculatura, además de proteína y fibra, que queman grasas. No obstante, cada vez somos más los que descubrimos que somos sensibles a esos ingredientes, y nuevos estudios demuestran que incluso gente que no está considerada intolerante al gluten puede tener una reacción inflamatoria que promueve la grasa si come demasiado trigo. De hecho, un impactante estudio reciente demuestra que la manera de digerir los alimentos y el modo en que actúan los microbios que viven en el intestino pueden alterar la acción de los genes y hacer que acumulemos o quememos grasas. (No te imaginabas que tenías un hotel de microbios en tu interior, ¿verdad?) A medida que aparecía esta nueva base científica —muchos de los estudios más importantes sobre genética y nutrición se realizaron en 2013 y 2014, y ahora empiezan a llegar a la comunidad científica— se constataba que Estados Unidos subía por una de las pendientes de la montaña que supone la pérdida de peso con todas esas dietas estándar, mientras que bajaba por la otra con la inflamación, los temas de salud digestiva, una programación metabólica imparable de base genética, y el aumento de peso resultante de no haber abordado ninguno de estos aspectos como correspondía. Necesitábamos un plan para perder peso que ayudara a crear músculo, quemar grasas, potenciar una digestión adecuada y atacar la grasa de la barriga en el plano genético, sin exponernos a grandes niveles de ingredientes inflamatorios que aumentaran el peso, como los que incluyen las dietas habituales.

Por este motivo, el plan CERO BARRIGA es tan oportuno, tan importante, tan revolucionario. Es muy eficaz, fácil, delicioso y divertido de seguir porque está hecho con comida de verdad: carnes como pollo o ternera, y pescado; fruta fresca; incluso una cantidad moderada de chocolate. Es baja en grasas saturadas y en azúcares (incluidos los naturales), proporciona niveles moderados de proteínas (principalmente de plantas) y es rica en fibra y grasas sanas no saturadas. Disfrutarás de tres comidas y dos tentempiés (incluida una deliciosa bebida CERO BARRIGA) al día, centrados principalmente en alimentos de base vegetal hasta la cena. Con CERO BARRIGA nunca pasarás hambre.

No, no tendrás que calcular cada caloría que comas. Y no, no tendrás que matarte con extenuantes entrenamientos. CERO BARRIGA te enseñará a conseguir un cuerpo delgado y fuerte y a deshacerte de la grasa de la barriga sin sacrificios inútiles. El resultado: perder peso será más fácil, rápido, duradero y, si me permites decirlo, más sabroso de lo que crees.

¡CERO ESFUERZO!

BOB McMICKEN, 51 años
Perdió 6 pulgadas de cintura y 26 libras
en seis semanas
«Me gustó que hubiera un menú ya hecho y fácil de seguir. El plan era detallado, las bebidas estaban ricas, ¡y ni siquiera tuve que hacer ejercicio!»

EL CAMINO FÁCIL HACIA LA CERO BARRIGA

La dieta CERO BARRIGA es diferente a todas las demás. Constituye un enfoque único de la pérdida de peso que ataca la grasa de la barriga de tres maneras:

- **Primero**, enciende la mecha del metabolismo activando el mecanismo natural del cuerpo para la quema de calorías, dirigido específicamente a la grasa de la barriga. El plan CERO BARRIGA da rienda suelta al poder de la proteína, la fibra y las grasas sanas para quemar calorías, fomentando el crecimiento de la musculatura y potenciando al máximo los efectos termogénicos del acto de comer, es decir, el efecto de quemar calorías derivado del proceso de digerir comida en sí. La proteí-

na, la fibra y la grasa requieren más energía para su digestión que los carbohidratos simples, así que quemarás más calorías comiendo más comida sana. Estos tres
«macronutrientes» estimularán las hormonas naturales
de la saciedad que tenemos en el cerebro para que te
sientas lleno mientras eliminas la porquería de tu dieta.

- **Segundo**, este plan ataca la inflamación en todo el cuerpo activando el sistema natural de defensa de la salud
del aparato digestivo, que disminuye la hinchazón, fa-
cilita la digestión y aplana el estómago con una rapidez
impresionante. Si bien la dieta CERO BARRIGA no
prescinde estrictamente de los lácteos o el gluten, reducirá de forma considerable la ingesta de lactosa (el azúcar natural de los productos lácteos), el gluten (la proteína del trigo) y la grasa saturada de origen animal, y
eliminará los aditivos y los conservantes que causan la
inflamación. En cambio, llenará el cuerpo de alimentos
nutritivos que permitirán una cura digestiva, un mejor
equilibrio de las bacterias saludables del intestino y
la liberación de compuestos naturales que combaten la
inflamación y la resistencia a la insulina.

- **Tercero**, y más importante, este programa desactiva los
genes de la acumulación de grasas centrándose en nueve
grupos de alimentos potentes que están directamente relacionados con los recientes descubrimientos científicos
sobre la genética nutricional, la disciplina que estudia
cómo los nutrientes alimentarios influyen en la expresión
genética. Al detener la aceleración de los genes de la acumulación de la grasa, el programa CERO BARRIGA re-
construye completamente tu destino genético y permite
que tu cuerpo vuelva a su estado natural y sano.

Puesto que lo único que odio más que ser esclavo de la cocina es ir a comprar para esclavizarme con la comida, he creado un plan de menús que se puede elaborar fácilmente durante el fin de semana. Una vez hayas hecho los básicos —puedes prepararlos, por ejemplo, mientras ves un episodio de *House of Cards*—, estarás listo para los siete días siguientes, y solo necesitarás un cuchillo, un poco de carne fresca y darle el toque final a tus platos. (Si eres más osado en la cocina, también hay muchas recetas deliciosas.)

Soy un gran defensor de este plan porque funciona; tanto, de hecho, que sus resultados me han impresionado incluso a mí.

En la primavera de 2014, reuní a un grupo de sujetos de prueba —hombres y mujeres normales y corrientes, como tú, de todo el país— y les hice seguir el plan CERO BARRIGA durante seis semanas. Más de cincuenta sujetos terminaron el reto CERO BARRIGA original, y los resultados fueron alucinantes. Perdieron hasta 26 libras y, lo más significativo, hasta 6 pulgadas de cintura en esas seis semanas. No solo bajaron de peso, sino que eliminaron grasa visceral, ¡la grasa problemática más importante!

En las páginas siguientes conocerás a algunos de los hombres y mujeres que han descubierto la magia de CERO BARRIGA. Gente como Katrina Bridges, de Bethalto, Ohio, una mujer de 30 años, madre de cuatro hijos, que redujo 12 centímetros de cintura («Sin duda funciona en la zona de la tripa, y muchas mujeres lo necesitan»). Sin embargo, lo más importante es que cuando Katrina empezó el programa tenía casi el doble de riesgo de sufrir diabetes, enfermedades cardíacas y una embolia que una persona con un peso estándar. En solo seis semanas redujo el incremento de riesgo de muerte en un 80 %, una mejora que se puede comprobar, además de midiéndolo con precisión, utilizando la nueva tecnología que te presento en el capítulo cuatro.

También leerás historias con final exitoso como la de Bob McMicken, un ejecutivo de la industria alimentaria de Lancaster, California, cuya cintura bajó de 39 a 36 pulgadas en solo seis semanas. Perdió 26 libras sin hacer ejercicio y sin pasar hambre en ningún momento («¡Por fin mi camisa favorita me tapaba la barriga!»).

También conocerás a Bryan Wilson, de Monument, Colorado, que perdió 17 libras y 6 pulgadas de cintura en las primeras cinco semanas del programa («Enseguida los pantalones me quedaron mejor… y los bíceps, los tríceps y los hombros estaban más tensos»).

Esta gente no solo perdió peso y pudo ponerse la ropa de antes, eso lo puede hacer cualquier dieta, por lo menos durante un tiempo. Lo que consigue el plan CERO BARRIGA al atacar la grasa de la barriga es reducir radicalmente el riesgo de sufrir enfermedades cardíacas, diabetes, embolias, cáncer e, incluso, Alzheimer. Lo logró con nuestro grupo de estudio, y lo puede lograr contigo.

CERO BARRIGA desvela los secretos de los alimentos que proporcionan todas las proteínas, vitaminas, minerales y fibra esenciales que necesitas para perder peso y activar tus genes, además de corregir los errores de las dietas tradicionales que provocan hambre, inflamación y, de nuevo, el aumento de peso. Reduce casi de inmediato la hinchazón y las molestias digestivas, que no solo hacen que parezcas y te sientas más gordo, sino que se suman a la inflamación que provocan los kilos de más a largo plazo.

Uno de los aspectos del plan que más me ilusiona es la recopilación de bebidas CERO BARRIGA: mezclas ricas en nutrientes y sabor que puedes disfrutar en cualquier momento (incluso las querrás tomar de postre), pero que contienen tantas proteínas y nutrientes que te llevarán a ti y a tu cuerpo directamente a la pérdida de peso por la vía rápida. Puedes hacerlas con una licuadora, un poco de proteína en polvo y unos cuantos ingredientes deliciosos.

Además, para acelerar el ataque a la grasa abdominal, he creado una serie especial de entrenamientos CERO BARRIGA para todo el cuerpo que combatirán de forma sistemática la grasa de la barriga, ¡sin hacer un solo abdominal! (Por cierto, gran parte de nuestro grupo de estudio obtuvo unos resultados fantásticos sin hacer los entrenamientos.)

Me encanta este plan por muchos motivos, pero sobre todo porque:

- CERO BARRIGA **es único:** ataca solo la grasa de la barriga, basándose en los últimos estudios sobre cómo quemar grasas y crear musculatura, con especial atención al bienestar intestinal, los alimentos antiinflamatorios y activando tu propia programación genética.
- CERO BARRIGA **es fácil:** disfrutarás de un conjunto de platos y tentempiés muy simples, deliciosos y fáciles de preparar, basados en nueve alimentos sencillos que te mantendrán feliz, sano y satisfecho.
- CERO BARRIGA **es eficaz.** Pero no lo digo solo yo. Muchos hombres y mujeres como tú compartirán sus experiencias a lo largo del libro, y ayudarán a demostrar que el plan CERO BARRIGA es el camino perfecto para llevar una vida más delgada, sana y feliz.

EL PLAN CERO BARRIGA

Mi plan va dirigido a la grasa visceral de la barriga, la más importante, mediante un enfoque nutricional único basado en los últimos estudios revolucionarios en pérdida de peso, salud digestiva y alimentos antiinflamatorios que atacan y desactivan los genes de la grasa.

COMIDAS

Tres comidas principales, una bebida CERO BARRIGA y un tentempié adicional al día.

NUTRIENTES

A pesar de que el plan CERO BARRIGA está bien equilibrado para aportar los nutrientes esenciales que necesitas para eliminar la grasa y sacar a la luz el músculo delgado y sano, antes de cada comida o tentempié te harás las tres preguntas CERO BARRIGA:

- **¿Dónde están las proteínas?**
- **¿Dónde está la fibra?**
- **¿Dónde están las grasas saludables?**

ALIMENTOS

Los alimentos han sido seleccionados con esmero por su contenido en micronutrientes; de hecho, a la mayor parte de ellos se los ha relacionado con los desencadenantes genéticos dentro del genoma humano que van asociados al aumento de peso y los trastornos metabólicos. Ayudarán a reiniciar el destino genético de tu cuerpo al tiempo que reducirán la inflamación y atacarán la grasa visceral con una precisión casi quirúrgica.

DE UN VISTAZO

C ero Barriga, bebidas (¡nutrición en 90 segundos!)
E mpieza el día comiendo huevos
R oja, fruta roja
O liva, aceite de oliva

B uena fibra, como la de las legumbres, el arroz y la avena
A dicionales, proteínas vegetales
R ecomendalbe tomar carne magra y pescado
R úcula, espinaca, brócoli, acelga y otros vegetales de hoja verde; además, té verde
I ngesta de alimentos cinco veces al día
G rasas saludables
A ñadir especias y sabores favoritos (jengibre, canela, incluso chocolate)

LIMITAR
- alimentos procesados
- grasas saturadas
- azúcares
- cereales refinados
- trigo
- lácteos
- carne roja

POTENCIAR
- frutas y verduras ricas en fitonutrientes
- frutos secos y legumbres ricos en fibra y proteína
- grasas monoinsaturadas y poliinsaturadas
- ácidos grasos omega-3

BEBIDAS
Un tentempié al día consistirá en una bebida CERO BARRIGA, un batido que sacie con una base vegetal y rico en proteínas.

ASPECTOS DIETÉTICOS ESPECIALES
CERO BARRIGA no es una dieta estrictamente sin gluten, sin lácteos o vegana, pero el programa ha sido creado con esos criterios dietéticos en mente. CERO BARRIGA reduce de forma drástica la exposición al gluten y los lácteos, al tiempo que potencia las proteínas de origen vegetal. Si buscas una dieta sin gluten, sin lácteos o vegana, puedes adaptar fácilmente la dieta CERO BARRIGA a tus necesidades.

ALCOHOL
Limita el alcohol a una bebida al día durante el programa inicial de seis semanas.

EJERCICIO
Para acelerar los efectos de pérdida de peso del plan CERO BARRIGA he creado los entrenamientos CERO BARRIGA, una experiencia deportiva única que fomenta los abdominales al tiempo que tonifica todo el cuerpo. ¡No hay otro plan de entrenamiento igual!

EJERCICIO ABDOMINAL
Los entrenamientos CERO BARRIGA eliminan la necesidad de hacer los tradicionales ejercicios de abdominales. Pero si decides subir un peldaño en tu preparación física, los ejercicios de abdominales CERO BARRIGA pueden aportar beneficios aún mayores.

PRIMERA PARTE

Ataca la grasa que más importa

1

Por qué combatir la grasa de la barriga es una cuestión de salud primordial

La barriga no se limita a estar ahí, fofa. También se empeña en dañar el corazón, los músculos, ¡incluso el cerebro!

Cualquier dieta puede prometerte que perderás peso. CERO BARRIGA te ofrece algo más: el poder de manejar los alimentos como un arma, de desactivar los genes de la grasa, potenciar el metabolismo, reequilibrar la salud intestinal y quemar grasa.

CERO BARRIGA trata de sujetar el timón con mano firme y virar con brusquedad a estribor para desviar tu vida de los dos icebergs gemelos de la obesidad y la enfermedad, para conducirla hacia aguas abiertas y un destino mejor.

No digo que CERO BARRIGA sea la única manera de perder peso. Hay mil opciones distintas de conseguirlo: programas de ejercicios, dietas restrictivas en calorías, «dietas limpiadoras» como la del limón, incluso la hipnosis. Podrías someterte a cirugía, ingresar en una clínica, subsistir únicamente a base de pomelo, mantequilla de cacahuete o judías mungo. Puedes convertirte en seguidor de los Weight Watchers, de las carreras Tough Mudder, del Bowflex, del *crossfit*, de la dieta

South Beach o la Dukan. Puedes practicar Zumba, Shred, el Spartan Up o el P90X tanto como quieras. Todas estas opciones te ayudarán a estar más en forma y bajar unos kilos.

Sin embargo, no conseguirán lo mismo que CERO BARRIGA: hacer diana en las células de la grasa que más importa y combatirlas casi con precisión quirúrgica, hasta recuperar del todo la salud física, mental y emocional.

Y AHORA, INTERRUMPIMOS ESTE LIBRO PARA DAR PASO A NUESTRO PATROCINADOR:

¡Eh, amigo! ¿Quieres unos abdominales de acero, los hombros de diamante, el trasero de piedra? ¿Quieres que te recorten, pulan, modelen o fileteen por todas partes? ¿Quieres deshacerte de la gordura y ponerte muy, pero que muy sexy en unas semanas? Entonces ¡CERO BARRIGA es lo que estabas buscando! ¡Muévete ya! ¡Pídelo hoy!

Bueno… no voy a restarle importancia. La transformación física que CERO BARRIGA puede aportarte es impresionante. Bajar el peso equivalente a un niño de 2 años en solo seis semanas cambiará la visión que los demás tienen de ti, incluso la tuya propia.

Si lo que necesitas es apelar a tu vanidad para dar el primer paso hacia una nueva vida, estoy dispuesto a hacerlo. Al fin y al cabo, varios estudios demuestran que la vanidad funciona, a corto plazo: si te dijera que vas a aparecer en un canal de la televisión nacional en traje de baño y tuvieras seis semanas para prepararte, créeme, estarías bastante motivado para empezar a cambiar la forma de comer y mantenerla.

Pero CERO BARRIGA es más que otro programa para perder peso. Este plan ataca la grasa de la barriga desde dentro, reduciendo drásticamente la hinchazón y la inflamación, la hace retroceder desde fuera disolviendo la grasa y sustituyéndola por músculo esbelto y firme, y sigue atacándola a largo plazo desactivando los interruptores genéticos del aumento de peso y recuperando el metabolismo para que sea como debe ser. Con esta estrategia en tres partes mi programa te devolverá la salud que necesitas y la felicidad que mereces.

Para comprender del todo hasta qué punto es virulenta la grasa de la barriga y cómo combatirla, es importante entender de dónde procede y, exactamente, por qué se comporta así.

Conocer al enemigo

Un poco de grasa le viene muy bien a nuestro cuerpo, sobre todo si está situada justo en el lugar correcto. Ayuda a mantenernos calientes en invierno y almacena energía para más adelante. También participa de algunas reacciones químicas importantes. Un poco de grasa bien proporcionada genera la hormona leptina, que viaja hasta el hipotálamo, la parte del cerebro que controla el apetito, y activa el interruptor que nos dice que paremos de comer. También produce adiponectina, otra hormona que ayuda a regular el metabolismo de los lípidos y el azúcar en sangre. De hecho, en un estudio publicado en 2014 en la revista *Cell Metabolism*, los investigadores asociaban la grasa subcutánea de las caderas y los muslos con niveles bajos de insulina y a un incremento en la sensibilidad a la insulina (lo que significa que protege contra la diabetes).

La gente con una constitución física en «forma de pera» y que almacena grasa en las caderas y los muslos también es más propensa a tener un nivel más alto de colesterol HDL (lipoproteínas de alta densidad, el colesterol bueno) y menos triglicéridos, lo cual significa que la famosa modelo Kim Kardashian podría vivir eternamente.

Pero, biológicamente, la diferencia entre la grasa subcutánea —eso que tienes justo debajo de la piel, la que conforma los michelines y esas cosas— y la grasa visceral —situada dentro de la pared abdominal y que envuelve los órganos internos— es abismal. La manera más fácil de diferenciarlas es que la grasa subcutánea se mueve y la visceral no. La grasa subcutánea se puede pellizcar, mientras que la visceral es esa sustancia sólida que hace que sobresalga la panza. La grasa subcutánea puede tener varios colores (blanco, marrón y beige), y cada uno tiene beneficios para la salud. (Para más información sobre el complejo mundo de la grasa, consulta «Cincuenta sombras de grasa» en la p. 92.)

Sin embargo, a diferencia de su prima subcutánea, la grasa visceral no se limita a estar ahí y mantenernos calientes. Se parece más a un volcán en activo que no para de escupir sustancias peligrosas todo el tiempo.

De hecho, la grasa visceral segrega más de cien productos bioquímicos, comúnmente conocidos como adipocinas o adipoquinas, aunque deberían llamarse adipo-inquinas, pues incluyen sustancias tan malvadas como:

- **Resistina**, una hormona que mina la capacidad de tu cuerpo para metabolizar la glucosa y provoca un nivel alto de azúcar en sangre.

- **Angiotensinógeno**, un compuesto que aumenta la presión arterial.
- **Interleucina 6**, una sustancia química asociada a la inflamación de las arterias.
- **Factor de necrosis tumoral**, que es tan malo como suena y causa dolencias inflamatorias como la psoriasis, la enfermedad de Crohn y varios tipos de artritis.

Cuanta más grasa visceral tienes, menos sustancias beneficiosas con base de grasa (como la adiponectina) es capaz de producir tu cuerpo. De hecho, el aumento de la adiposidad visceral puede ser una señal de que la adiposidad subcutánea no está funcionando adecuadamente, como concluye un estudio de Michael Jensen de la Unidad de Investigación Endocrina de la Clínica Mayo. Esto explicaría por qué más grasa visceral significa menos adiponectina positiva basada en la grasa. Un menor nivel de adiponectina va asociado a un mayor riesgo de diabetes de tipo 2, elevadas concentraciones de glucosa, hipertensión, enfermedades cardiovasculares, incluso algunos tipos de tumores malignos, según los Institutos Nacionales de Salud de Estados Unidos.

La grasa visceral también aumenta la cantidad de estrógenos en el cuerpo e interfiere en la función del hígado, lo que significa que al cuerpo le cuesta más eliminar toxinas, ¡incluidas las mismas toxinas que crea la grasa! De hecho, la grasa visceral tiene el mismo efecto en el hígado que el alcoholismo crónico. Un estudio reciente de la Clínica Mayo descubrió que uno de cada diez casos de insuficiencia hepática que desembocaba en la necesidad de un trasplante de hígado está causado por la esteatohepatitis no alcohólica (o EHNA), un término acuñado recientemente para referirse al daño en el hígado causado por la adiposidad visceral.

Imagina que tener grasa en la barriga es como si estuvieras en un estado de inflamación crónica: tu cuerpo se ve irritado y atacado, todo el tiempo, por las sustancias que escupe la grasa de la barriga. Por algún motivo, los hombres son mucho más propensos que las mujeres a acumular grasa en esta zona, aunque muchas mujeres también tienen el cuerpo con esa «forma de pera». Los nuevos estudios demuestran que los niños pueden ser incluso más vulnerables: un 10 % de los niños estadounidenses pueden tener ya el hígado dañado a causa de la grasa visceral, según las encuestas.

Eliminar esa grasa visceral, que es exactamente el objetivo de CERO BARRIGA, ayuda a descartar esos riesgos.

EL ALIEN QUE LLEVAS DENTRO

Deja de pensar en la grasa de la barriga como una extensión (literal) de tu ser, y empieza a considerarla lo que en realidad es: un parásito vivo que se retuerce dentro de tu cuerpo y que está ahí para destrozarte.

Lo sé, son palabras duras, pero ciertas.

Esa criatura de grasa visceral que envuelve tus órganos internos está ansiosa por crecer y causar aún más daño. Ahora sabemos que existen tres factores concretos que contribuyen a su crecimiento: una dieta baja en fibra y rica en carbohidratos y en grasas saturadas, la inflamación crónica y una tendencia genética a la acumulación de grasa visceral que se activa gracias a los dos factores anteriores. Una vez que se ha puesto en marcha tu sistema de almacenamiento adiposo, tu barriga irá creciendo. En el próximo capítulo explicaré más sobre los genes de la grasa y cómo desactivarlos, pero antes de hacerlo quiero insistir en por qué es tan importante centrarse en la grasa de la barriga.

Siempre que ingieres más energía de la que quemas, las células individuales de la grasa visceral que hay dentro de tu cuerpo aumentan de tamaño. Cuanto mayores son las células de la grasa, más activas son metabólicamente. Estas células tienen un solo objetivo en la vida cuando se activan: crecer aún más. Así que envían adipocinas para causar más inflamación, que ayuda a bloquear las hormonas de la saciedad, lo cual consigue que ansíes más carbohidratos y grasas saturadas que luego ingieres, por lo que se acumula más tejido adiposo y das aún más poder a la grasa de la barriga. Básicamente, la grasa de la barriga te engaña para que la ayudes a crecer.

Sin embargo, a medida que las células de la grasa se vuelven más activas metabólicamente, también son más tóxicas. Cada vez que tu peso aumenta un solo punto porcentual, el riesgo para tu salud se incrementa mucho más. Cuando acumulas grasa visceral, empiezas a presentar signos de lo que los científicos llaman «síndrome metabólico». Se trata de una afección que en realidad solo es un cúmulo de factores de riesgo de sufrir enfermedades cardíacas: una cintura más ancha, los triglicéridos altos (la grasa en la sangre), un nivel alto de azúcar en sangre, el colesterol bueno bajo y la presión arterial alta. Esta combinación incrementa la probabilidad de:

- **Desarrollar diabetes:** un 500 %
- **Sufrir un ataque al corazón:** un 300 %
- **Morir de un ataque al corazón**: un 200 %

Las estimaciones recientes indican que entre los 20 y los 39 años, aproximadamente un 16 % de las mujeres y un 17 % de los hombres ya están en pleno síndrome metabólico; entre los 40 y los 59 años, un 37 y un 40 % respectivamente, y para cuando llegamos a los sesenta, la mayoría ya sufrimos los síntomas. De hecho, la grasa visceral se ha asociado a prácticamente todas las epidemias de la época moderna, incluida la diabetes, las enfermedades cardíacas y la presión arterial elevada, así como los cánceres de colon, mama y próstata. (También es un importante promotor del avance imparable de los pantalones vaqueros de cintura alta.)

Piénsalo un momento: enfermedades cardíacas, diabetes, cáncer.

¿Cuántos seres queridos has perdido en manos de esos tres demonios? ¿Cuántas veces te ha preocupado que uno de ellos te acechara? ¿A cuántas citas con el médico has acudido, o has aplazado, porque pensabas que aquella tos, aquel dolor o aquel mareo eran indicadores de uno o más de estos problemas de salud? ¿Y cuánto llevas gastado ya para mantenerlos a raya?

¡CERO FRACASO!

JENNIE JOSHI, 38 años
Perdió 11 libras y 2 pulgadas de cintura
«Es fácil de seguir y tiene sentido. Es un estilo de vida, no una dieta. Además están los beneficios añadidos: ¡una piel impecable, menos hinchazón y más energía!»

He visto cómo CERO BARRIGA reduce el riesgo de muerte por enfermedades relacionadas con la obesidad en solo seis semanas (en hasta un 80 % en al menos uno de nuestros participantes).

Como he comentado, cualquier plan para perder peso te puede ayudar a bajar unos kilos, pero CERO BARRIGA está diseñado específicamente para atacar la grasa que más afecta a tu salud: la grasa visceral, esa que se abre camino dentro y alrededor de tus órganos internos. Es como un comité de bienvenida vivo para las enfermedades.

Más adelante ahondaré en la base científica que sustenta esta afirmación, pero estudios recientes y en curso han demostrado que el mero hecho de cargar con peso extra no es necesariamente lo peor que le puede pasar a tu salud. La gran diferencia reside en dónde y cómo se distribuye la grasa en el cuerpo. De hecho, la grasa de la barriga por sí sola puede ser el principal motor de tres de los mayores asesinos de nuestros tiempos modernos. Según un estudio de la Clínica Mayo realizado a 650.000 adultos, una circunferencia mayor en la cintura significa un mayor riesgo de muerte en prácticamente todos los casos.

En un estudio presentado en otoño de 2013 a la American Heart Association, un grupo de científicos hizo un seguimiento a 972 personas obesas durante ocho años. Descubrieron que los que almacenaban la mayor parte de la grasa justo debajo de la piel —grasa subcutánea— no corrían un mayor riesgo de sufrir una enfermedad cardíaca, por mucho que pesaran o por muy ancha que tuvieran la cintura. Sin embargo, los pacientes con niveles altos de grasa visceral tenían muchas más probabilidades de desarrollar enfermedades cardíacas, incluidos infartos de miocardio, derrames cerebrales, insuficiencias cardíacas y fibrilación auricular (ritmo cardíaco irregular).

Unos niveles altos de grasa en la barriga también están directamente asociados al riesgo de diabetes. En un ensayo clínico con un seguimiento de los participantes durante más de ocho años, los investigadores monitorizaron dos grupos de sujetos a los que se había diagnosticado diabetes de tipo 2 recientemente. Un grupo seguía una dieta baja en grasas, mientras que la del segundo era rica en fruta, verdura, proteínas magras y grasas saludables, la base del plan CERO BARRIGA. Aquellos que componían el segundo grupo tardaron bastante más en necesitar medicación para la diabetes, y la mayoría vieron cómo remitía.

La mayor parte de la gente entiende que las enfermedades cardíacas y la diabetes están asociadas al aumento de peso. Por otro lado, cada vez más estudios científicos confirman el vínculo directo entre la grasa visceral y una serie de cánceres, sobre todo los de próstata, mama y colon. En un artículo reciente, un grupo de científicos italianos destacaba que había empezado a estudiar las adipocinas como marcadores de enfermedades autoinmunes como la artritis reumatoide. En un futuro próximo, tal vez los médicos puedan predecir si sufrirás todo tipo de enfermedades, desde artritis hasta el síndrome del colon irritable, pasando por la psoriasis e incluso el Alzheimer, midiendo la actividad de la grasa visceral. Imagínatelo: quizá pronto podremos saber exactamente el declive mental que sufriremos basándonos en la eficacia con que la grasa de la barriga está atacando al cerebro. Ahora sí tienes ganas de combatir la grasa, ¿verdad?

Si aún no te ha explotado la cabeza, agárrate fuerte al cerebelo porque esto te va a volver loco. La grasa visceral intenta crecer no solo molestando a las hormonas y haciéndote sentir más hambre, además acaba con otras partes del cuerpo, sobre todo los músculos.

Permíteme que insista: como un parásito, la grasa visceral mata literalmente otras partes de tu cuerpo para mantenerse con vida.

Sé lo que estás pensando: «¡Enciende ya la máquina de liposucciones y sácame ese monstruo ahora mismo!». Por desgracia, no funciona así. La grasa visceral envuelve literalmente el hígado y otros órganos vitales, no hay manera de eliminarla con cirugía de forma segura. Solo existe una respuesta viable.

Por suerte, tienes la clave en tus manos.

POR QUÉ TENEMOS QUE MUSCULAR LA GRASA

No se puede cortar la grasa sin más. Tampoco funciona reducir las calorías y matarte de hambre. Aquí te explico por qué.

Una de las mejores maneras de protegerte contra la grasa visceral es fortalecer y preservar los músculos. El músculo quema energía con regularidad, así que roba energía de las células de la grasa —sobre todo las de la grasa visceral— para alimentarse. A diferencia de, por ejemplo, una carrera por el aeropuerto, que requiere una quema de energía instantánea, el músculo va mermando los depósitos adiposos poco a poco, como una comisión que se cobra a escondidas. De hecho, kilo a kilo, el músculo quema aproximadamente el triple de calorías que la grasa, solo caminando.

Además, los músculos hacen algo más que la grasa visceral odia: almacenan energía. Cuando levantas una bolsa de la compra, vas a dar una vuelta en bici o huyes del apocalipsis de la invasión zombi, tus músculos enseguida queman la energía que tienen almacenada (en forma de glucógeno). Después de levantar peso, ir en bici o huir, las hormonas de acumulación de grasa quedan sometidas porque tu cuerpo quiere utilizar todas las calorías entrantes para recuperar el glucógeno debilitado en el músculo que has quemado durante el ejercicio. Por lo tanto, crear músculo y trabajarlo priva a la grasa visceral de la capacidad de crecer.

Si fueras un parásito como una célula de grasa visceral y quisieras crecer y ganar espacio para poder enviar más adipocinas dañinas, ¿qué harías? Querrías erosionar el músculo del cuerpo, y por eso la grasa visceral es tan complicada.

Cuando la gente cae presa del pánico y decide que quiere perder kilos rápido, sigue dietas de choque que restringen las calorías y dobla las clases de aerobic. Por desgracia, lo único que hace la dieta de choque con mucha eficacia es erosionar el músculo. Tal y como he mencionado, el músculo engulle energía, así que cuando el cuerpo no consigue energía suficiente, antes se deshará de todo ese tejido muscular que absorbe calorías que eliminar la grasa visceral. De hecho, en un estudio reciente que llamó mucho la atención a principios de 2014, realizado por investigadores suecos y españoles, pusieron a un grupo de hombres a seguir una dieta de 360 calorías al día (es el equivalente a medio Whopper) y les hicieron practicar deporte durante casi nueve horas al día durante cuatro días. Los hombres perdieron de media 11 libras, ¡victoria!

Sin embargo, este es exactamente el tipo de victoria a corto plazo que acaba en una derrota a la larga. La mayor parte del peso que perdieron no era grasa, sino músculo, y esa es la mejor receta para conseguir más grasa visceral. Por eso, pasar un mes a base de tortitas de arroz o haciendo una limpieza general con el tiempo solo conseguirá sumar efectivos a las abyectas filas de las hordas invasoras de la barriga. (Aun así, hay una manera de hacer una limpieza a corto plazo que forma parte del plan general de CERO BARRIGA, una solución eficaz en siete días que aparece en el capítulo once.)

Así me gustaría que pensaras en la grasa visceral: es un ejército invasor, y está intentado matar literalmente tus defensas usando las mencionadas adipocinas. Entre las muchas cosas que hacen las adipocinas está la de mermar tu capacidad de acumular energía, que aún perjudica más la capacidad del cuerpo de regular el azúcar en sangre. En un informe de 2009 del gobierno canadiense, los científicos afirmaban que ganar unos kilos puede provocar un daño casi inmediato en los músculos. «El desarrollo puede ser muy rápido (p. ej., en unos días) y precede al aumento en absorción y acumulación de lípidos que conduce a la resistencia a la insulina.»

Si conoces la importancia de tener unos músculos fuertes, sabrás que también es importante tener unos huesos fuertes, y de qué modo están ambos interrelacionados. En un informe reciente de la Universidad de Columbia, los investigadores revelaron que las mujeres que contaban con más grasa visceral tenían aproximadamente un 30 % menos de volumen óseo, así como un índice mayor de fragilidad y porosidad en los huesos que las mujeres con menos cantidad de grasa visceral.

Por eso escribí *La dieta cero barriga*, y por eso creo que deberíamos dejar de preocuparnos por nuestro peso y atacar la grasa que más importa. En los próximos capítulos empezarás a hacer justo eso.

LOS INCREÍBLES BENEFICIOS DE LA CERO BARRIGA

Disminuir la cintura en hasta 6 pulgadas y bajar el equivalente en peso a una bola de jugar a los bolos en solo seis semanas va a marcar una diferencia abismal en la forma en que te mira la gente y tú mismo. Sin embargo, mi objetivo siempre ha sido algo más que la pura vanidad. CERO BARRIGA puede aportarte más que, bueno, eso, CERO BARRIGA. También puede aportarte…

¡CERO FUGA DE CEREBROS!

De niño solía pensar que la gente no me tomaba en serio debido a mi sobrepeso. Resulta que seguramente tenía razón. A la gente con sobrepeso a menudo se la considera menos lista que sus iguales, más delgados y ágiles. Sin embargo, ese prejuicio esconde una realidad terrible.

A pesar de que un mayor peso y una menor inteligencia no van de la mano, con el tiempo estar más grueso dañará tu cerebro. Durante años, los científicos han entendido que la obesidad en la mediana edad es un factor de riesgo para la demencia con el paso de los años. Igual que la grasa de la barriga promueve la formación de placa en las arterias coronarias, también obstruye las arterias que alimentan el cerebro, un factor que contribuye al desarrollo del Alzheimer. Según los investigadores del departamento médico de la Universidad Rush, la proteína responsable de metabolizar la grasa en el hígado es la misma que se encuentra en el hipocampo, la parte del cerebro que controla la memoria y el aprendizaje. Las personas con mayores índices de grasa abdominal en realidad tienen índices menores de esta proteína que metaboliza la grasa, lo que hace que sean 3,6 veces más propensos a sufrir pérdida de memoria y demencia más adelante.

Sin embargo, hace unos años los científicos descubrieron algo aún más ominoso. Al someter a un TAC (tomografía axial computarizada) a una serie de hombres y mujeres sanos de mediana edad para medir la grasa visceral, averiguaron que cuanta más grasa visceral tenía una persona, menos masa cerebral.

¡ES UN MUNDO MUY, MUY, MUY GRANDE!

Si a veces tienes la sensación de que las barrigas en Estados Unidos están fuera de control, tienes razón.

Casi el 20 % de los dólares que se invierten en salud se gastan en obesidad. Esto significa que cuanto más grandes sean tus pantalones, más vacíos tendrás los bolsillos. Además, es una sangría económica para todos, incluidos los delgados: todo, desde los costes del seguro hasta los billetes de avión, está subiendo de precio gracias a la obesidad. Apártate y deja pasar, porque necesitamos más espacio para nuestros nuevos...

AUTOBUSES MÁS GRANDES

El Departamento de Tráfico estadounidense quiere aumentar el peso medio teórico de los pasajeros de los autobuses de 68 a 80 kilos, «para reconocer el contorno en expansión del pasajero medio», según *The New York Times*.

PECHOS MÁS GRANDES

En Wacoal America, uno de los fabricantes de sujetadores más grandes de Estados Unidos, la talla 90 con contorno extragrande se convirtió en la más popular. En 2006 era la talla 90 con contorno normal.

BARCOS MÁS GRANDES

Los guardacostas avisan de que cada vez menos gente entra en los barcos de tamaño estándar, y se ha incrementado el peso medio teórico por persona a 185 libras.

JÓVENES MÁS GRANDES

«En total, solo uno de cada cuatro jóvenes de entre 17 y 24 años es apto para el servicio militar», según un estudio del ejército. La obesidad es la causa principal.

GENTE MUY, MUY JOVEN MÁS GRANDE

Una tercera parte de los niños de Estados Unidos son obesos o corren el riesgo de serlo, según un estudio de la Universidad Estatal Wayne.

PERROS Y GATOS MÁS GRANDES

Más de la mitad de las mascotas tienen sobrepeso o son obesas.

CINES MÁS GRANDES

El asiento de cine medio ha pasado de las 20 pulgadas de ancho a las 26; los cines ahora invierten un tercio más en espacio de construcción que hace veinte años. (¡Imagínate si invirtieran ese dinero en hacer películas mejores!)

AMBULANCIAS MÁS GRANDES

Los servicios de emergencia de Boston hace poco adaptaron una ambulancia para poder transportar a personas de hasta 385 kilos.

ATAÚDES MÁS GRANDES

La funeraria Goliath Casket fabrica modelos de hasta 52 pulgadas de ancho, que proveen a aquellas personas cuyas vidas ha segado la obesidad. «Vendemos unos trescientos ataúdes al año, y mis registros muestran que la edad media de los fallecidos es de 45 años o menos», dice Keith Davis, el presidente de la empresa.

¡CERO RESPONSABILIDAD!

El aumento de peso nos cuesta mucho dinero, y no solo en cremalleras rotas y botones de faldas que saltan. De hecho, los hombres obesos gastan, de media, 6.000 euros más al año en salud que los que tienen un peso normal. En el caso de las mujeres, la carga es aún mayor: superan los 7.900 euros adicionales en multas por la barriga todos los años. De hecho, según una estimación, los cuidados de salud relacionados con la obesidad costarán a los estadounidenses 175.000 millones solo este año.

Hace poco la Universidad de Duke examinó a 17.000 de sus empleados para ver el efecto que tenía el peso en los costes sanitarios. Y ¿cuál fue el resultado? Bueno, digamos que cuantos más kilos acumulas, más alargada es la sombra que proyectas sobre tu futuro económico. De hecho, por cada aumento de un punto en el índice de masa corporal (IMC) por encima de 19 —el límite inferior de un peso sano—, los costes médicos de un hombre aumentaban un 4 % y los gastos en medicamentos, un 2 %. Es muy significativo, ya que el IMC medio de un varón estadounidense es de 26,6 (el de la mujer es de 26,5).

Sin embargo, el coste real del sobrepeso no se traduce en forma de pastillas o productos dietéticos. No es el dinero que gastamos en la obesidad, es el dinero que la obesidad impide que ganemos.

En un estudio publicado en *International Journal of Obesity*, los investigadores dieron a los participantes una serie de currículos con fotos pequeñas de los candidatos adjuntas. Descubrieron que el sueldo inicial, el potencial de liderazgo y las decisiones de contratación se veían afectadas negativamente cuando en la foto aparecía una persona con sobrepeso, con más crudeza en el caso de las mujeres obesas. ¿Cómo sabían los investigadores que el peso fue el factor decisivo y no su experiencia o el aspecto general? ¡Porque usaron los mismos individuos, antes y después de pasar por cirugía para perder peso!

Podemos rebatir ese prejuicio con números reales. Un estudio llevado a cabo por investigadores de la Universidad de Florida confirmó que las mujeres más delgadas ganan la impactante cifra de 20.000 euros más que sus compañeras con sobrepeso. Para las mujeres estadounidenses, aumentar 12 kilos provoca una diferencia media salarial de 14.000 euros. Piénsalo así: una mujer con sobrepeso que trabaja durante veinticinco años acabará teniendo 350.000 euros menos que una delgada. Añádele veinticinco años pagando un dinero extra en costes sanitarios, y la diferencia total entre las delgadas y las gruesas asciende a 550.000 euros.

A lo mejor vale la pena bajar 26 libras por ese dinero, ¿no te parece?

¡CERO COMPLEJOS!

¿Qué hay más excitante que unos abdominales tipo tableta de chocolate bien fríos en un día tórrido? Lo mismo que unos calientes en un día frío. Esto es lo que CERO BARRIGA puede darte. Pero no se trata solo de tu aspecto, sino del increíble apetito y rendimiento sexuales que alcanzarás.

Ya sabes que una dieta pobre provoca un aumento del colesterol y de la presión arterial, y ambos dañan el sistema circulatorio y bloquean el flujo de sangre que llega al corazón.

Bueno, pues lo mismo ocurre con los demás órganos del amor. Una circulación sanguínea disminuida nunca es bueno, sobre todo en el reino de la lujuria.

Ya sabes que un barriga plana y firme es el símbolo definitivo de la sexualidad, por eso todos nos quedamos mirando cuando alguien con un estómago como una tabla de planchar utiliza el borde de la camiseta para secarse el sudor cuando hace deporte.

Nuevos estudios han descubierto que la grasa de la barriga tiene una manera aún más siniestra de perjudicar tu sexualidad. De acuerdo con los resultados obtenidos, las mujeres con acumulación de grasa visceral segregan más cortisol, una hormona del estrés, y presentan una mayor sensibilidad a las hormonas del estrés en el hipotálamo, la pituitaria y las glándulas suprarrenales. El cortisol hace que ganemos grasa visceral (otra manera que tiene el monstruo de crecer); por lo tanto, más grasa visceral significa más cortisol, que a su vez significa más grasa visceral. Y lo que es peor: las mujeres con un cortisol aumentado como respuesta a los estímulos sexuales declaran estar menos satisfechas con su vida sexual en comparación con las mujeres que muestran un descenso de esta proteína. El buen sexo aparece cuando hay menos estrés. La grasa abdominal causa más estrés y provoca mal sexo.

¡CERO EMISIONES!

Diseñé este programa específicamente para equilibrar y mejorar el funcionamiento de tu aparato digestivo. Eso reducirá la hinchazón, impulsará la pérdida de peso y desactivará determinados genes relacionados con el aumento de peso y la diabetes. Al reducir la hinchazón y la inflamación, también notarás menos molestias en el tracto digestivo. (Y menos molestias para tu pareja también.) En unos días estarás limpio como una patena.

La hinchazón y los gases no son solo vergonzosos, también son sintomáticos de una inflamación gástrica y un sistema digestivo al que le cuesta demasiado asimilar alimentos que no está preparado para digerir. Esto daña las bacterias «buenas» del organismo y provoca un aumento de peso.

Hay otro tipo de emisión gástrica que me gustaría mencionar: la enfermedad del reflujo gastroesofágico.

Esta enfermedad se produce cuando el esfínter, en la parte superior del estómago, empieza a tener pérdidas, y el ácido del estómago sube al esófago y quema las tiernas membranas mucosas de la garganta. Es la causa de la acidez, pero también puede provocar dolencias más graves, incluidas úlceras e incluso cáncer de esófago. Un estudio publicado en la revista *Gut* descubrió un vínculo directo entre la grasa de la barriga y el esófago de Barrett, una dolencia que afecta a las paredes del esófago y que hace que los que la padecen corran un mayor riesgo de sufrir cáncer de esófago.

La obesidad es uno de los mayores factores que contribuyen a la enfermedad del reflujo gastroesofágico, así que el riesgo disminuirá si sigues el programa y pierdes peso con rapidez. La cantidad de participantes en el grupo de prueba que declararon haber notado una disminución drástica de la enfermedad del reflujo gastroesofágico —muchos incluso dejaron la medicación por primera vez en años— fue impresionante.

¡CERO DEPRESIONES!

Ni a los cuarenta, ni a los cincuenta, ni tampoco a los sesenta.

CERO BARRIGA equilibra las bacterias buenas, algo que tal vez no parezca estar relacionado con tu salud mental hasta que te das cuenta de que más del 90 % de la serotonina, la hormona que nos hace «sentir bien», se almacena en el aparato digestivo. En un estudio reciente, investigadores de Irlanda descubrieron que los ratones que eran tratados con bacterias sanas del intestino sufrían menos estrés, ansiedad y presentaban menos conductas relacionadas con la depresión.

Además, nuevos estudios publicados en la revista británica *Age and Ageing* apuntan a que perder grasa en la barriga podría ser lo más importante que podemos hacer para mejorar la vida a medida que envejecemos. Científicos de un estudio realizaron encuestas a casi seiscientos hombres de entre 60 y 74 años en las que les preguntaban sobre temas muy diversos, desde su salud física hasta su vida social, pasando por su bienestar mental y emocional. Luego, los investigadores midieron sus niveles de testosterona y, utilizando rayos X y resonancias magnéticas, también los niveles de grasa subcutánea y visceral. Lo que descubrieron fue que el único factor que mayor impacto tenía en la calidad de vida era la grasa visceral: cuanta más grasa en la barriga tenían estos hombres, más propensos eran a declararse infelices en su vida.

2

¡Desactiva los genes de la grasa!

Los increíbles descubrimientos científicos sobre cómo se activan los genes de la grasa y los alimentos mágicos que los desactivan

Si alguna vez te han dicho que tienes sobrepeso porque eres un vago, no es verdad.

Si te han dicho que tienes sobrepeso porque eres un glotón insaciable sin control sobre ti mismo, no es verdad.

Si alguna vez te han dicho que algo no funciona en ti como persona, que «te refugias en la comida» y que tu peso es culpa tuya, no es verdad.

Y si alguna vez te han dicho que has heredado los genes de la grasa y que no puedes hacer nada al respecto, tampoco es verdad.

Tu peso no es culpa tuya. Tu destino genético puede cambiar. Puedes adelgazar —de hecho, lo harás— y seguir delgado de por vida.

Aquí tienes la prueba, por fin.

Un chapuzón en la piscina de los genes

Este tema hace décadas que me ronda por la cabeza: si el aumento de peso solo depende de comer más calorías de las que quemas, y perder peso es tan sencillo como quemar más calorías de las que comes, ¿cómo puede ser que el peso sea «genético»? ¿Por qué algunas personas pesan 123 libras sin haber seguido jamás una dieta ni haber hecho ejercicio, y otros pesan 247 libras pese a tener todos los accesorios para hacer deporte que se han inventado jamás? ¿Y por qué algunos miembros de la misma familia parecen heredar los genes de la grasa (como Beau Bridges) y otros consiguen mantenerse delgados (como Jeff Bridges)?

Sin duda, algunas personas tienen un metabolismo más lento por naturaleza, pero no es como si algunos tuviéramos el ritmo cardíaco de un hámster y otros unos músculos cardíacos que se mueven con pereza. Todos vivimos más o menos de la misma manera: bombeamos sangre, respiramos aire, dormimos acostados y nos quejamos de los horribles programas de telerrealidad y nos tapamos los ojos con las manos mientras los vemos por los huecos entre los dedos. Aun así, algunos engordan y otros no.

De niño me dijeron que había heredado los genes de la grasa. Tal y como decía en la introducción de este libro, mi padre tenía un sobrepeso terrible y murió de una embolia a los 52 años. Cuando yo era un adolescente me inflé hasta superar los 198 libras. Obviamente, era genético. De tal palo tal astilla, y poco podía hacer yo. Estaba condenado a vivir la vida como si fuera un zepelín.

Espera. Faltaba un eslabón en esta cadena aparentemente ininterrumpida de gordura: mi hermano mayor, Eric.

Eric era mi héroe, y mi enemigo declarado. Como hermano mayor, me parecía que era Superman. Era (y lo sigue siendo) un atleta magnífico, un aventurero osado y un modelo total de buena forma. En cambio, yo no.

¿Por qué? ¿Por qué Eric, el chico que destacaba en todos los deportes conocidos por el ser humano, que obtuvo becas de atletismo para ir a la universidad y me pellizcaba el trasero siempre que podía, nunca tuvo los genes de la grasa? ¿Por qué siempre estaba más delgado y en forma (y era más popular) durante los años del instituto y siempre destacaba en hockey, fútbol y las anillas, mientras que mi cuerpo se parecía más a una pelota que a un jugador? ¿Por qué él podía ponerse morado cuando le viniera en gana y, aun así, mantenerse más delgado y fuerte, y sin embargo todo lo que yo comía iba directo a la barriga?

«¿Malos genes?» Y un pimiento. Debía haber algo más.

Y lo hay. Teníamos los mismos padres, los mismos genes, los mismos genes de la grasa. Pero una cosa sí era distinta: mis genes de la grasa se activaron; los suyos, no.

Ya ves, la verdad sobre los genes de la grasa (y son unos cuantos) es que son una especie de pistola cargada. Son totalmente inofensivos… hasta que aprietas el gatillo.

DESARMA A LOS GENES DE LA GRASA

Si alguna vez has sospechado que habías heredado los genes de la grasa, si alguna vez has seguido una dieta y has hecho ejercicio y has visto que tenía poco o ningún efecto, prepárate para una revolución. Algunos de los estudios más interesantes realizados durante los últimos años se han centrado en cómo se aprieta exactamente ese gatillo y en cómo podemos imponer cierto control sobre los genes.

Por ejemplo, estudios recientes han investigado de qué forma la dieta puede activar (o desactivar) determinados genes en nuestro cuerpo que hacen que acumulemos grasa en el abdomen, al tiempo que dificultan la regulación de la insulina y nos colocan en riesgo de sufrir diabetes. En un trabajo de 2014 publicado en la revista *Diabetes*, los investigadores alimentaron a un grupo de jóvenes con peso normal a base de magdalenas ricas en grasas y calorías durante siete días. Sorpresa, sorpresa: todos aumentaron de peso.

EL GEN DE LA GRASA

Durante generaciones hemos aceptado el concepto de «gen de la grasa». La obesidad va por familias, y si tu madre y tu padre son gruesos, poco se puede hacer.

Sin embargo, nuevos estudios afirman que no es cierto. La genética nutricional puede ser el avance más importante en la batalla contra el aumento de peso desde la invención de la cinta andadora. De hecho, una presentación reciente de Karen L. Edwards, directora del Centro de Genoma y Salud Pública de la Universidad de Washington, detectó una serie de factores de riesgo de la obesidad. Incluían a los sospechosos habituales: una dieta rica en calorías y baja en nutrientes, inactividad física, el envejecimiento, diversas dolencias e, incluso, la raza y la clase socioeconómica. Sin embargo, destacaban otros dos importantes factores de riesgo: el historial familiar y la susceptibilidad genética.

Por primera vez descubrimos que esos factores de riesgo «inevitables» en realidad sí podían evitarse. Tal vez sea el descubrimiento científico más emocionante que he visto en dos décadas de ejercicio y de investigación en nutrición.

El estudio de la genética nutricional se puede dividir en dos vertientes: la nutrigenómica, que es la manera en que influyen los alimentos en la expresión genética en general, y la nutrigenética, que es la manera como el código genético de un individuo reacciona a un nutriente concreto. Un informe de septiembre de 2013 publicado en la revista *Advanced Nutrition* describe el comportamiento de los genes relacionados con la obesidad y la diabetes como «hereditario y reversible», y los investigadores además apuntan que «los mecanismos epigenéticos son bastante importantes en el desarrollo de obesidad intergeneracional y adulta, así como en el desarrollo de diabetes».

Pese a que la composición genética de cada cual es única, sabemos lo suficiente de nutrición y sus consecuencias en el ADN para identificar nueve grupos de alimentos —los alimentos CERO BARRIGA— que influyen en la expresión de los genes relacionados con la obesidad, el aumento de la grasa visceral, la resistencia a la insulina, la inflamación y el hígado graso, un trastorno directamente vinculado con la grasa visceral.

Estos genes «se activan» en algún momento de nuestra vida —a menudo en la infancia— gracias a diversos factores, sobre todo a la falta de una nutrición adecuada. En términos sencillos, si una proporción demasiado elevada de nuestra dieta procede de procesados con sabor a fresa en vez de fresas, la falta de nutrientes puede activar el interruptor. Cuantos más alimentos malos comas, más rápida será la revolución de los genes de la grasa. Hoy en día sabemos que podemos ralentizar la acción de los genes que causan la obesidad y la diabetes provocando una pérdida de peso radical que no se base en ingerir menos calorías, sino en una dieta sana, sostenible y a largo plazo.

Por primera vez la ciencia nos ha mostrado cómo podemos elaborar una dieta diseñada para atacar la grasa de la barriga y mejorar la salud en el plano genético. Ese es el núcleo de CERO BARRIGA.

Aun así, lo más impactante fue cómo ganaron peso. Los que comieron magdalenas con grasas saturadas —en este caso, de aceite de palma— aumentaron principalmente la grasa abdominal (el doble que el otro grupo). Los que comieron magdalenas sobre todo con grasas poliinsaturadas, de aceite de girasol, ganaron principalmente músculo (el triple, de hecho). ¿Por qué? Pues, por lo que ocurrió con sus genes de la grasa. Según los autores del estudio, los genes implicados en la regulación del metabolismo, la resistencia a la insulina, la composición del cuerpo y la diferenciación de las células de la grasa se comportaron de forma distinta en los sujetos de prueba según su dieta.

Dicho con otras palabras: aunque comas de más en la misma cantidad, tendrás menos grasa corporal si ese exceso lo conforman las grasas adecuadas, pues los genes de la grasa no se activarán.

Justo lo que siempre había sospechado. El aumento de grasa no depende solo de cuánto comas, sino de qué comas. Mi hermano no heredó los genes de la suerte, y no se daba menos atracones que yo, solo era más listo comiendo. Él era más propenso a tomar alimentos completos como fruta o combinados de cereal integral y proteína como bocadillos de pavo, y yo siempre tenía los dedos de color naranja fosforito de la comida procesada que engullía. (Lección: si hubiera optado por otros alimentos, a lo mejor habría conseguido la beca de atletismo en vez de un montón de préstamos para los estudios.)

De hecho, lo que estamos descubriendo es que el aumento de peso no lo causa la genética sino la epigenética, que es básicamente la ciencia que describe cómo diversos factores medioambientales activan y desactivan los genes, incluidos el estrés, la exposición química y, sí, la dieta. Un estudio de 2014 publicado en la revista *Advanced Nutrition* afirmaba que la gente obesa y diabética tiene un patrón distinto de marcadores epigenéticos que la que no lo es. En pocas palabras, sus genes de la grasa se habían disparado.

«Lo que comes o dejas de comer puede influir en qué genes se activan y cuándo», afirma Kevin L. Schalinske, profesor del Departamento de Ciencia de los Alimentos y Nutrición Humana en la Universidad Estatal de Iowa. «Comer alimentos inadecuados, algunas carencias en la dieta y determinadas opciones de estilo de vida como fumar pueden activar el proceso.»

Este estudio reciente aporta dos buenas noticias. La primera es que, dado que la ciencia nos puede indicar cuándo se han activado esos genes, pronto podremos hacernos un sencillo análisis de sangre que nos diga si vamos a ser obesos o diabéticos, y tomar una medicación que pueda «desarmar» a esos genes y cambiar el rumbo de nuestro destino. Quizá también seremos capaces de personalizar las dietas para detectar literalmente qué genes de la grasa portamos y saber por qué nutrientes doblamos la apuesta. Este campo de estudio, llamado genética nutricional, básicamente examina cómo interactúan los diversos alimentos con genes concretos para aumentar o disminuir el riesgo de sufrir trastornos como la obesidad, enfermedades cardíacas y la diabetes. Lo que nos dice es que contar calorías no supone un camino eficaz para la pérdida de peso permanente, pero comer de la manera adecuada puede cambiarlo todo.

¡CERO HAMBRE!

KYLE CAMBRIDGE, 28 años
Perdió 13 libras en dos semanas
«¡Nos encantaban las hamburguesas! Mi esposa y yo decidimos añadir una ensalada a cada comida, ¡y las libras empezaron a desaparecer!»

DEL HAMBRE A LA FELICIDAD

Uno de los tópicos sobre la gente con sobrepeso es que están siempre comiendo, picando de todas las bolsas de patatas, bandejas de galletas y bufets sin límite de cantidad con la misma histeria ciega de un seguidor de One Direction ante entradas gratis. Tienen que ser glotones, por eso siempre están comiendo, y por eso tienen sobrepeso. Por tanto, es culpa suya.

Sin embargo, las nuevas aportaciones de la genética están haciendo estallar en pedazos ese prejuicio. De hecho, en 2009 unos investigadores descubrieron que una dieta rica en grasa modificaba la manera en que la leptina —la hormona de la «saciedad» que producen nuestras células de la grasa— se comporta dentro del cuerpo. Las ratas alimentadas con mayores niveles de grasa y calorías tenían índices menores de leptina en sus sistemas, y por tanto eran menos propensas a sentir que habían comido suficiente.

Es bastante asombroso: comer demasiado provoca un cambio en la manera de comportarse de nuestros genes y dispara un círculo vicioso según el cual cuanta más grasa en la barriga ganas, más cuesta parar de comer. (Recuerda lo que dije en capítulos anteriores: la grasa de la barriga es un organismo que ataca tu cuerpo por dentro y quiere engañarte para que le ayudes a crecer.)

Pero más increíble aún es que lo que tus padres comían antes de que nacieras y lo que comiste durante los primeros años de la infancia puede que te haga más difícil parar de comer de adulto.

ALIMENTOS QUE DESACTIVAN LOS GENES DE LA GRASA		
NUTRIENTE	FUENTE DE ALIMENTO CERO BARRIGA	DESACTIVA LOS GENES RESPONSABLES DE…
Betaína	Arroz integral, quinoa y avena; verdura con hoja, té verde y verdura de color intenso (espinacas, remolacha)	Resistencia a la insulina, hígado graso
Colina	Huevos y proteína magra (langostinos, vieiras, pollo, pavo, bacalao, atún, salmón, ternera); verdura con hoja, té verde y verdura de color intenso (col rizada)	Hígado graso
Folato	Legumbres (lentejas, judías); verdura con hoja, té verde y verdura de color intenso (espárragos, espinacas)	Resistencia a la insulina, adiposidad

Metionina	Huevos y proteína magra (fletán, reloj anaranjado, pollo, atún, pavo, pescado de agua dulce como el lucio)	Resistencia a la insulina, obesidad
Vitamina B$_{12}$	Huevos y proteína magra (ternera, salmón, atún, bacalao, cordero, marisco, sardinas)	Resistencia a la insulina, obesidad
Curcumina	Especias amarillas, negras y marrones (cúrcuma)	Inflamación, obesidad
Galato de epigalocate-quina 3	Verduras de hoja, té verde y verdura de color intenso (té verde)	Obesidad, resistencia a la insulina, hígado graso
Genisteína	Legumbres (judías, mantequilla de cacahuete)	Obesidad
Resveratrol	Frutos rojos (uvas rojas, arándanos); legumbres (mantequilla de cacahuete); especias amarillas, negras y marrones (chocolate negro)	Obesidad, hígado graso

Sulforafano	Verdura de hoja, té verde y verdura de color intenso (colinabo, col); especias amarillas, negras y marrones (rábano picante)	Diferenciación de las adipocitas (básicamente convierten una célula madre en una célula de la grasa)
Butirato (ácido graso producido en el colon por bacterias que se dan un festín de fibra)	Arroz integral, quinoa y avena; especias amarillas, negras y marrones (chocolate negro)	Resistencia a la insulina, inflamación

De hecho, un estudio publicado en *Advances in Nutrition* identificaba tres factores que influyen en la probabilidad de desarrollar resistencia a la insulina más adelante:

- **Lo que comía tu madre.**
- **Si tu madre tenía sobrepeso y, por tanto, estaba sujeta a mucha inflamación.**
- **El estrés que sufría la madre y cómo ese estrés podía afectar al equilibrio hormonal.**

Estos tres factores pueden activar el interruptor genético, y desde el momento en que sales del vientre materno puedes estar predispuesto a la obesidad. En un informe sobre cuarenta y seis estudios distintos centrados en el tema de la obesidad y la epigenética, los investigadores escribieron en *International Journal of Obesity*, en 2014, que los marcadores epigenéticos de la obesidad —la prueba de que los genes de la grasa han sido activados— se pueden detectar al nacer y pueden predecir si un recién nacido será obeso de adulto.

Tal vez esto suene a ciencia ficción, pero mira a tu alrededor. Las pruebas son irrefutables: en los parvularios, las guarderías, los parques... Si no crees que el comportamiento de tus padres en tu entorno intrauterino puede afectar a los genes de la grasa, piensa en esto: se estima que veintidós millones de niños menores de 5 años tienen sobrepeso, y no porque hayan dejado de ir al gimnasio.

Un informe de 2013 de la Real Sociedad Británica de Ciencias Biológicas apuntaba cómo nuestros genes se han apartado de nosotros. Según la Organización Mundial de la Salud, el 75 % de la población adulta del mundo tendrá sobrepeso, y el 41 % será obesa. Los investigadores también destacaban que la cantidad de niños con sobrepeso en Estados Unidos se ha doblado desde 1980.

Aun así, insisten los investigadores, «muchas marcas epigenéticas son modificables cambiando la exposición en el útero, pero también realizando cambios en el estilo de vida adulta».

CINCO MANERAS DE NEUTRALIZAR LOS GENES DE LA GRASA

Nacer con los genes responsables de la acumulación adiposa no hace que engordes, pues necesitan ayuda para iniciar su actividad. Aquí tienes algunas maneras sorprendentes de parar a tus genes de la grasa y mantenerlos neutrales.

1 Reduce las grasas saturadas y el azúcar

Sabes que la grasa y el azúcar son malos para ti, pero lo más interesante es el nuevo descubrimiento sobre cómo conspiran con tus genes para predisponerte a aumentar de peso. Los alimentos ricos en grasas saturadas parecen provocar un incremento de peso aunque la ingesta de calorías se mantenga. Los científicos creen que interviene un factor epigenético. La combinación de azúcar y grasa ha sido bautizada como un «entorno obesogénico», igual que a un vertedero tóxico vinculado a la irrupción de un tipo de cáncer se le llama «entorno carcinogénico».

2 No tomes vitaminas

Hace tiempo que se asocian los niveles altos de vitaminas del grupo B con una mayor prevalencia de la obesidad y la diabetes. Los científicos creen que las leches de fórmula enriquecidas pueden activar los genes de la grasa. Si te sientes más cómodo tomando un complejo multivitamínico a diario, probablemente no pase nada, pero tomar dosis excesivas puede ser más perjudicial que beneficioso.

3 Cuidado con la comida preparada

En este caso lo preocupante es un compuesto llamado bisfenol A. Se usa para hacer el plástico más blando, así que se encuentra en algunos recipientes y en el fino revestimiento de plástico de las latas de comida. Diversos estudios han demostrado que puede tener un efecto epigenético en los seres humanos. El bisfenol A se filtra en los alimentos ácidos o grasos, como los tomates, el atún y la leche de fórmula para niños. Lo usan la mayoría de los fabricantes, pero en algunas tiendas especializadas venden productos envasados sin bisfenol A.

4 Sal a dar un paseo matutino

Es extraño pero cierto: un estudio reciente publicado en la revista *PLOS ONE* descubrió que una exposición directa a la luz del sol entre las ocho de la mañana y las doce del mediodía reduce el riesgo de aumento de peso, sea cual sea el nivel de actividad, la ingesta de calorías o la edad. Puede ser que la luz de la mañana sincronice tu metabolismo y debilite los genes de la grasa.

5 Reduce los antibióticos

Las bacterias buenas desempeñan un papel muy importante en mantener los genes de la grasa controlados procesando fibra y creando ácidos grasos de cadena corta (AGCC) como el butirato, del que leerás más en el capítulo dos. Los AGCC ayudan a dominar nuestra tendencia genética al aumento de peso y la diabetes. Cuando tomamos antibióticos para cualquier resfriado, creamos un desorden en las bacterias buenas y minamos su capacidad de crear los AGCC que mantienen a raya a los genes de la grasa.

Cuanto más sabemos sobre los genes de la grasa —y los hay en cantidad y variedad, que controlan la sensibilidad a la insulina, el peso general y la manera como las células madre «deciden» convertirse en células de la grasa—, más nos convencemos de que realmente podemos desactivarlos. De hecho, en estudios con animales los científicos han logrado eliminar del todo algunos genes de la grasa. Un estudio en el Centro de Nutrición Humana y Envejecimiento de la Universidad Tufts examinó un gen llamado FAT10. En estudios con ratones parecía que el gen se activaba con la inflamación y, cuando lo hacía, ralentizaba el metabolismo del ratón y aumentaba el riesgo de padecer determinados cánceres. Cuando los investigadores desactivaron el gen, además de perder grasa corporal, el envejecimiento del ratón se ralentizó y su esperanza de vida creció en un 20 %.

Si tienes problemas para perder peso, tal vez la genómica

nutricional tenga la respuesta. La clave es deshacer el daño volviendo a equilibrar la dieta. Del mismo modo que una mala dieta y otros factores de riesgo pueden activar los genes de la grasa, tú puedes desactivarlos de nuevo llenándote el plato de alimentos CERO BARRIGA.

El plan de comidas CERO BARRIGA —consulta una lista completa de ingredientes, todos fáciles de encontrar, en la página 147— se basa en estos nuevos estudios para potenciar al máximo la ingesta de nutrientes que desarman los genes en todas las comidas. Las carnes magras, las verduras de hoja, los frutos rojos, el chocolate negro, la mantequilla de cacahuete y otros alimentos CERO BARRIGA actúan directamente sobre los genes de la grasa, minando sus acciones al tiempo que acaban con la inflamación que puede volver a activarlos. Esos nutrientes son como deliciosos genios de la informática que se cuelan en el sistema informático de tu cuerpo, apagan todos los interruptores que se han estropeado y reinician el código genético para que sea «delgado».

CERO DIABETES

Tener diabetes se parece mucho a estar en medio del océano y morir de sed. Estás rodeado de algo que tu cuerpo necesita desesperadamente, pero si lo ingieres te matará.

En la diabetes, esa sustancia tóxica es el azúcar. Derivado de las diversas frutas y verduras sanas que comemos, el azúcar es el combustible de nuestro cuerpo: no podemos funcionar sin él. Pero cuando padeces diabetes, esa misma sustancia puede causar estragos.

Tu aparato digestivo transforma la comida en glucosa —la forma del azúcar que usa el cuerpo para obtener energía— y la envía al torrente sanguíneo. ¡Pam! Ya tienes energía. Pero la glucosa en realidad se vuelve tóxica cuando permanece en la circulación sanguínea, así que cuando llega la glucosa, el páncreas —una gran glándula situada cerca del estómago— produce la hormona de la insulina y la envía también a la sangre. La insulina es la controladora aérea de tu cuerpo: toma el mando de toda la glucosa y la dirige a las células, donde se puede utilizar para regenerar músculo, hacer que el corazón siga bombeando y el cerebro pensando, para hacer ejercicio, cantar o bailar, o para hacer lo que sea que haga Miley Cyrus.

Pero comer en exceso con regularidad —o ingerir un exceso de calorías demasiado rápido, como cuando comemos dulces o tomamos bebidas azucaradas— convierte la insulina en el niño del cuento de Pedro y el lobo. Al final los receptores de insulina del cuerpo —las estaciones de conexión donde la insulina aparca la glucosa— empiezan a no hacer caso de las instrucciones de la insulina. Se llama resistencia a la insulina. Tras muchos años, el páncreas se harta de producir tanta insulina ineficaz y empieza a producir menos de la que necesitas. Es la llamada diabetes de tipo 2, o del adulto. (Dado que una mala dieta es el mayor factor de riesgo, no es de extrañar que el 80 % de la gente con diabetes de tipo 2 tenga sobrepeso.) La glucosa se forma en la sangre, se vuelve tóxica y daña los vasos sanguíneos, por eso la diabetes puede provocar ceguera, impotencia, amputaciones y otros males horribles. Pero recuerda: el cuerpo necesita esa glucosa que ahora sale del torrente sanguíneo y se expulsa a través de la orina. Así pues, aunque el exceso de azúcar te está matando, no tienes suficiente azúcar en las células para que el cuerpo siga funcionando. Sientes fatiga y una sed fuera de lo común, y empiezas a perder peso sin motivo aparente. Enfermas con más frecuencia porque tu cuerpo está perdiendo la capacidad de mantenerse.

Más del 8 % de la población estadounidense tiene diabetes, y más de un tercio tenemos un nivel elevado de azúcar en sangre. Deberíamos estar todos muy enfadados, porque la diabetes es una enfermedad evitable. Diversos estudios indican que la grasa de la barriga está muy vinculada con factores de riesgo como la resistencia a la insulina, que es el inicio de una diabetes de tipo 2.

Reducir la grasa de la barriga con ejercicio y una dieta sana son dos de las mejores maneras de prevenir y controlar la enfermedad, y eso es lo que pretende enseñarte este libro. Así que asume los principios del plan CERO BARRIGA y, mientras lo sigas, piensa en dar algunos pasos adicionales.

REDUCE EL RIESGO EN UN 33 %

Descubre algo de pescado

Hay un motivo por el que los ácidos grasos omega-3 son uno de los principales nutrientes del plan CERO BARRIGA. Considerados «esenciales» porque el cuerpo no los produce de forma natural, el omega-3 potencia una serie de beneficios para la salud, entre ellos ayuda a reducir el riesgo de padecer una diabetes de tipo 2. Un estudio de la Universidad de Finlandia Oriental descubrió que los hombres con una mayor ingesta de ácidos grasos omega-3 tenían un 33 % menos de riesgo de sufrir este tipo de diabetes, en comparación con los que ingerían menos ácidos de este tipo. El pescado azul, como el salmón, la trucha arcoíris, las sardinas y la caballa, es una de las mejores fuentes de omega-3. La Asociación Americana del Corazón recomienda comer dos raciones de 100 gramos de pescado azul a la semana.

REDUCE EL RIESGO EN UN 33 %

Circuito de entrenamiento para eliminar la barriga

Se sabe que el ejercicio aeróbico previene la diabetes de tipo 2, y si añadimos una sesión de cardio que haga bombear el corazón con ejercicios para fortalecer los músculos, el resultado es aún mejor. Un estudio publicado en la revista *PLOS Medicine* descubrió que las mujeres que practicaban una actividad aeróbica como mínimo 150 minutos a la semana (unos 20 minutos al día) y un mínimo de 60 minutos a la semana

(tres sesiones de 20 minutos) de actividades para fortalecer
los músculos reducían el riesgo de sufrir diabetes en un 33 %
en comparación con las mujeres inactivas.

REDUCE EL RIESGO EN UN 21 %

SACA EL GRIEGO QUE HAY EN TI

Una dieta mediterránea puede ayudar a luchar contra la obesidad y, por lo tanto, reducir el riesgo de padecer diabetes en
hasta un 21 %, según un estudio presentado en el 63.º Con-
greso Científico Anual del Colegio Americano de Cardiolo-
gía. La conclusión de los científicos se basa en el análisis de
diecinueve estudios originales que hicieron un seguimiento a
más de 162.000 participantes durante cinco años y medio de
media. Pese a que no existe una dieta mediterránea estableci-
da, suele destacar la fruta y la verdura fresca, la legumbre, los
frutos secos, el pescado, el aceite de oliva e incluso un vaso de
vino tinto con regularidad, que es exactamente lo que harás si
comes lo alimentos CERO BARRIGA.

REDUCE EL RIESGO EN UN 50 %

LÁNZATE A LOS FRUTOS SECOS

Un estudio de la Universidad de Carolina del Norte en Cha-
pel Hill descubrió que la gente que más magnesio consumía
de alimentos y suplementos vitamínicos (200 miligramos por
cada 1.000 calorías de ingesta de alimentos) tenían la mitad

de probabilidades de desarrollar diabetes durante los veinte años siguientes que los que tomaban menos magnesio (100 miligramos por cada 1.000 calorías). Se necesitan grandes estudios clínicos que pongan a prueba los efectos del magnesio en el riesgo de padecer diabetes para determinar si realmente existe una relación causal, pero los investigadores han descubierto que a medida que aumenta la ingesta de magnesio, los niveles de varios marcadores de inflamación disminuyen, igual que la resistencia a los efectos de la insulina, la hormona clave que regula el azúcar en sangre. Las concentraciones más elevadas de magnesio en sangre también se asociaron a un menor grado de resistencia a la insulina. Las semillas de calabaza y el chocolate negro son dos de las mejores fuentes de magnesio.

REDUCE EL RIESGO EN UN 23 %

CÓMETELO ENTERO

Elige una manzana entera en vez de un vaso de zumo de manzana, y no solo evitarás una tonelada de azúcar añadido y aditivos, también puedes reducir el riesgo de sufrir diabetes, según un estudio de la Escuela de Salud Pública de Harvard. Los científicos descubrieron que la gente que comía como mínimo dos raciones a la semana de determinadas frutas enteras —sobre todo arándanos, uvas y manzanas— reducían el riesgo de sufrir diabetes de tipo 2 en un 23 % en comparación con los que comían menos de una ración al mes. Por el contrario, los que consumían una o más raciones de zumo de fruta al día aumentaban el riesgo de desarrollar diabetes

de tipo 2 en un 21 %. ¡Cambiar tres vasos de zumo a la semana por tres raciones de fruta entera se asoció a un 7 % de reducción del riesgo! El alto índice glucémico del zumo de
fruta —que pasa por el aparato digestivo más rápido que la
fruta rica en fibra— puede ser la explicación.

REDUCE EL RIESGO EN UN 56 %

DEJA EL ÁCIDO

Un estudio realizado con más de 70.000 mujeres descubrió
que una dieta que promueve el ácido, es decir, que incluye
más productos animales y alimentos procesados que fruta y
verdura, provoca una serie de problemas metabólicos, entre
ellos la reducción de la sensibilidad a la insulina. Según este
trabajo, las mujeres con una «carga de ácido» de nivel superior tenían un 56 % más de riesgo de desarrollar diabetes de
tipo 2 en comparación con el nivel inferior. Los alimentos que
fomentan un entorno corporal alcalino —la verdura, la fruta
y el té— contrarrestan la acidez.

REDUCE EL RIESGO EN UN 48 %

SEMÁFORO EN ROJO PARA LA CARNE ROJA

Malas noticias para la gente a la que le encanta recurrir a la
barbacoa: científicos de la Universidad de Singapur han con-
firmado que un pequeño aumento de la carne roja (hablamos

de media ración al día) se asocia a un 48 % de riesgo elevado de sufrir diabetes de tipo 2 durante cuatro años. La buena noticia es que puedes reparar parte del daño reduciendo la ingesta de carne roja.

3

Gana la batalla dentro de la barriga

Cómo equilibrar tu aparato digestivo en solo tres días puede hacer que pases de estar gordo a estar delgado

Tengo noticias inquietantes para ti.

Tras consultar a una serie de contactos internacionales de primer orden y origen oscuro —gente de dentro de la CIA, del Departamento de Interior, el MI6, empresas de seguridad y el tipo que se encarga de sacar a Justin Bieber de la cárcel— he descubierto una verdad impactante sobre tu intestino.

Está lleno de bichos.

De hecho, tu intestino contiene tantos bichos que hay cien veces más bichos —bacterias unicelulares— en el tracto digestivo que células humanas en todo el cuerpo. Si hacemos un recuento per cápita, eres microbios en un 99 %. En una verdadera democracia, tu cuerpo cancelaría tu cuenta en la página de contactos y se reproduciría solo por fisión binaria.

Por suerte, las células humanas son mucho más grandes que las de las bacterias, por eso pareces una persona y no un protozoario. Pero lo que ocurre en tu intestino influye en tu silueta de muchas maneras que ni te imaginas. De hecho, si tu torso parece más una ameba de lo que te gustaría, uno de los motivos puede estar en lo más profundo de tu intestino. Antes de reiniciar tu metabolismo y desactivar los genes de la grasa, necesitas equilibrar la barriga.

EL BUENO, EL MALO Y EL BICHO

El tracto gastrointestinal humano contiene más de quinientas especies de bacterias: billones de microbios que ayudan a estropear la comida, además de intervenir en la lucha contra los bichos invasores que puedan vagar por tu achicoria. De hecho, algunas de las bacterias del intestino incluso ayudan a protegerse de los patógenos que causan los resfriados y las gripes. Piensa en ellos como un pequeño batallón de marines en miniatura que nadan por debajo del ombligo, haciendo gran parte del trabajo sucio, que además siempre está listo para salir a luchar en tu nombre.

Sin embargo, como cualquier militar eficiente, tu brigada de bichos necesita un liderazgo sólido, de lo contrario reina el caos y aparecen los motines. Un intestino equilibrado significa que tu pequeño escuadrón trabaja con la máxima eficiencia por ti. Pero cuando las cosas se salen de madre —por una mala dieta o, a veces, por medicamentos como los antibióticos o incluso remedios contra el ardor de estómago— las fuerzas ocultas debajo del ombligo pueden volverse contra ti.

De hecho, el interior de tu intestino es como una especie de *Juego de tronos* donde las buenas familias y las perversas luchan por la supremacía. (Incluso los nombres de las familias de microbios suenan a George R. R. Martin: los estudios demuestran que las personas obesas tienen niveles mayores de malas bacterias del filo *Firmicutes*, mientras que las personas delgadas tienen niveles superiores de bacterias buenas del filo *Bacteroidetes*.)

¿Por qué aumentas de peso cuando las bacterias se desmadran? Bueno, algunas bacterias del intestino liberan toxinas que inflaman el tracto gastrointestinal. Mientras esas bacterias están bajo control, no hay problema. Pero cuando empiezan a oprimir a las bacterias mejor entrenadas, tienes un motín en el vientre.

A medida que esas toxinas empiezan a causar inflamación en el tracto digestivo —una dolencia conocida como «síndrome del intestino poroso»— las complicaciones pueden ser enormes. Básicamente piensa en el tracto intestinal como en una pantalla fina con unos agujeritos minúsculos a través de los cuales los nutrientes pueden pasar de los alimentos al torrente sanguíneo. Cuando las bacterias se descontrolan, empiezan a irritar el revestimiento intestinal, y esos agujeritos se agrandan. Bacterias, partículas de comida y otras sustancias asquerosas se escapan del tracto gastrointestinal y acaban en la circulación de la sangre. Esos patógenos empiezan a atacar el cuerpo, y este, a su vez, opone resistencia. El resultado es inflamación, aumento de peso, hinchazón y los genes de la grasa que se revolucionan.

Por otra parte, cuando empieces a reducir los azúcares, los conservantes, las grasas no saludables y los alimentos que inflan y a sustituirlos por alimentos CERO BARRIGA, y permitas que el intestino empiece a curarse, comenzarás a ver cambios reales.

Perderás peso. La inflamación causada por un desequilibrio en el intestino puede activar tus genes de la grasa y hacer que aumentes más de peso que alguien que coma la misma cantidad de comida y pase el mismo tiempo en el gimnasio. (Por eso el plan CERO BARRIGA da tanta importancia a recuperar la salud del intestino.) En un estudio publicado en la *British Journal of Nutrition* a finales de 2013, los investigadores examinaron a hombres y mujeres con sobrepeso que siguieron una dieta restrictiva con las calorías y les dieron un placebo o un suplemento probiótico —básicamente los refuerzos que toman los submarinistas de la Marina— durante doce semanas. Una vez terminado ese período, las mujeres que habían recibido las bacterias intestinales saludables habían perdido significativamente más peso que las que tomaron el placebo. Aún más impresionante fue cuando interrumpieron el tratamiento entonces y volvieron a tomar medidas de los sujetos al cabo de doce semanas. Las mujeres que tomaron los probióticos seguían perdiendo peso, incluso después de dejar el tratamiento, mientras que las que tomaron el placebo empezaron a recuperar peso. (Sin embargo, los investigadores apuntan que no se observó el mismo efecto en los sujetos varones.) En otro estudio, los adultos con «grandes zonas de grasa visceral» que ingerían un cuarto de litro de líquidos con probióticos perdieron hasta un 9 % de grasa visceral y un 3 % de grasa de la barriga, mientras que el grupo control no perdió nada.

Tu barriga se reducirá con rapidez y en unos días parecerás más delgado. ¿Alguna vez has notado que algunos días, cuando te levantas y te miras al espejo, te ves y te sientes más delgado, y que en cambio hay otros en que vas a abrocharte los pantalones y piensas: «¿Qué ha pasado?»? Podría estar en tu cabeza: tal vez no te sientes tan en forma ni con el mismo entusiasmo de siempre. Pero quizá es porque sigues pesando lo mismo, pero en realidad pareces más gordo gracias a la hinchazón de la barriga, un efecto colateral de tener el intestino desequilibrado. Según la Sociedad Americana de Nutrición Clínica, un bicho saludable llamado *L. plantarum*, una cepa bacteriana que se encuentra en alimentos vegetales, puede disminuir la hinchazón, sobre todo en personas con el síndrome del colon irritable. Su concentración es más elevada en los alimentos de plantas fermentadas como el chucrut y las aceitunas en salmuera.

Tu cuerpo empezará a producir los ácidos grasos que bloquean los genes de la grasa. La inflamación crónica causada por un intestino poroso es una de las causas más comunes de que se activen los mecanismos de acumulación de grasa y los genes relacionados con desórdenes metabólicos como la resistencia a la insulina. De hecho, el ácido graso butirato, producido por las bacterias sanas que se alimentan de fibra, ayuda a mitigar el comportamiento de los genes relacionados directamente con la resistencia a la insulina y la inflamación. Cuanta más fibra tomemos de los alimentos CERO BARRIGA, más bacterias saludables tendremos, lo que implica más butirato y el final de la inflamación y la diabetes.

Obtendrás más nutrientes de la comida, lo que ayuda a reducir el volumen con rapidez. Dado que los microbios del intestino ayudan a extraer los nutrientes de las comidas, cualquier trastorno en un equilibrio tan sensible significa que una proporción menor de lo que comes acaba siendo utilizada como combustible, otro factor de aumento de peso.

Reducirás drásticamente el riesgo de sufrir enfermedades crónicas. La inflamación influye en el asma, las alergias, las afecciones de la piel, la artritis, el Alzheimer, las enfermedades cardíacas, el cáncer e incluso la diabetes. Un estudio reciente publicado en la revista *Diabetes* descubrió que la flora intestinal de los niños con diabetes del tipo 1 (la enfermedad heredada) difiere de la de los niños que no sufren esta patología. Los científicos creen que la dieta y otros factores externos tal vez puedan contrarrestar los efectos autoinmunes negativos de un intestino enfermo.

Pasarás menos resfriados y gripes. Investigadores del Instituto de Investigación Alimentaria y la Universidad de East Anglia han descubierto que las bacterias buenas producen una enzima que modifica cómo se comunican las células en las paredes del tracto digestivo. Además de ayudar al cuerpo a digerir la comida, este sistema de comunicación desempeña un papel importante en la lucha contra la infección.

Te sentirás menos angustiado y más feliz. No solo porque gastes menos dinero en pantalones nuevos. Varios estudios demuestran que las bacterias buenas pueden ser muy importantes también para la salud emocional, motivo por el cual dolencias relacionadas con el tracto gastrointestinal como el síndrome del colon irritable a menudo se relacionan con la depresión o trastornos de ansiedad. Científicos de Irlanda descubrieron que los ratones tratados con *Lactobacillus rhamnosus*, una bacteria buena que se encuentra en los lácteos, sobre todo en los yogures y los quesos curados, presentaban menos estrés, ansiedad y conductas relacionadas con la depresión.

Por lo tanto, queda claro que ninguna dieta puede pasar por alto el papel de un intestino sano en la lucha contra la inflamación y el aumento de peso. CERO BARRIGA es uno de los primeros programas de dieta que tiene en cuenta la salud intestinal como parte importante de la estrategia general para perder peso. Tomar el control de tu barriga es más fácil de lo que crees.

INFLADORES INSTANTÁNEOS DE LA BARRIGA

Algunos alimentos y bebidas pueden hacer que te sientas como una pitón que acaba de engullir a un cerdo. Si de pronto te sientes con gases e inflado, aquí tienes algunos de los posibles responsables de tu prodigiosa protuberancia.

MASCAR CHICLE
CULPABLE: EL SORBITOL

Mascar chicle puede parecer un hábito inofensivo, pero si se hace en exceso puedes darle un significado nuevo a la expresión «culo burbuja». Los chicles sin azúcar suelen contener sorbitol, un alcohol del azúcar que causa hinchazón y otros desórdenes gastrointestinales. El sorbitol tarda bastante tiempo en digerirse, y cuando queda sin digerir en el intestino delgado, actúa como un invernadero para la fermentación de las bacterias, que provocan hinchazón y flatulencias.

BARRITAS NUTRITIVAS
CULPABLE: LA PROTEÍNA DE SOJA

Probablemente no piensas en judías cuando abres una barrita de proteínas, pero muchas contienen proteína aislada derivada de las semillas de soja, que a mucha gente le produce gases. Como otras legumbres, la soja contiene oligosacáridos, moléculas del azúcar que el cuerpo no puede descomponer del todo. Como no tienen adónde ir, los oligosacáridos permanecen en el tracto digestivo, donde fermentan y provocan gas e hinchazón del estómago.

ALGUNAS MARCAS DE LECHE DE ALMENDRA
CULPABLE: LA CARRAGENINA

La leche de almendra es mejor opción que la leche de vaca para los que son sensibles a la lactosa, por eso la recomiendo como una base fantástica para las bebidas CERO BARRIGA. Sin embargo, a lo mejor estás socavando tus objetivos si compras una marca que contenga carragenina, un agente espesante. Derivado de las algas, la carragenina ha sido asociada a úlceras, inflamaciones y otros problemas gastrointestinales. Si notas que te inflas después de beber leche de almendra, plantéate cambiar de marca, algunas hacen versiones sin carragenina.

FRUTA DESHIDRATADA
CULPABLE: LA FRUCTOSA
La fruta deshidratada, las chucherías naturales, puede ser una magnífica fuente de nutrientes y fibra, pero también de gas para los que absorben mal la fructosa, algo que ocurre cuando el cuerpo tiene dificultades para absorber el azúcar natural. La fruta deshidratada es especialmente rica en fructosa, así que la fruta fresca con hueso, los cítricos y los frutos del bosque son opciones más seguras para los que sean sensibles a la fructosa.

SOPA ENVASADA
CULPABLE: LA SAL
Buena para el alma pero potencialmente mala para el estómago, la sopa puede esconder cantidades exorbitadas de sodio, que provoca retención de líquidos y un aumento temporal de peso. Cuando sobrecargas el aparato digestivo de sal, el riñón no aguanta. La sal que normalmente sería eliminada tiene que asentarse en tu torrente circulatorio, donde atrae el agua y provoca un aumento de la presión sanguínea y de la hinchazón.

PROHIBIDO DAR COMIDA A LOS ANIMALES

Entiendes cómo se producen las caries, ¿verdad? Cuando comes alimentos azucarados, ese azúcar se pega a los dientes. Las bacterias de la boca digieren el azúcar y ese proceso causa daños en el esmalte dental, que provoca las caries. Lávate los dientes regularmente, usa el hilo dental y come menos azúcar, y enseguida tendrás menos caries.

Pues imagina que la barriga funciona igual. Las bacterias malas del intestino se alimentan de azúcar, igual que las de la boca. Un estudio reciente de Harvard descubrió hace poco que una dieta basada principalmente en proteína animal —sobre todo si incluye mucha comida envasada y envoltorios de hamburguesas— puede alterar rápidamente el delicado equilibrio de los microbios del estómago. Incluso un cambio a corto plazo en el equilibrio entre los productos de origen animal y los vegetales puede provocar beneficios rápidos.

Por eso el plan CERO BARRIGA es bajo en azúcar y se decanta tanto por los alimentos de origen vegetal. Quiero que sigas disfrutando de un filete, huevos, incluso del beicon, pero si reduces los productos de origen animal durante la primera parte del día, crearás un entorno acogedor para que prosperen las bacterias beneficiosas del estómago. Aunque ya sabías que reducir el azúcar implicaba perder peso, probablemente no tenías ni idea de que cambiaría todo tu ecosistema digestivo y ayudaría a evitar un motín microbiano.

LAS BACTERIAS CERO BARRIGA SON LO MÁS

Que no te engañe el yogur. Para reducir los azúcares naturales y añadidos, he quitado el yogur del plan CERO BARRIGA. Pese a su reputación de saludable para las bacterias estomacales, la mayoría de los yogures contienen tantos azúcares añadidos que ayudarán más a las bacterias malas que a las buenas. Si aun así decides tomar yogur, busca las palabras «cultivos activos vivos» en la etiqueta.

No confundas el helado de yogur con un alimento sano. Todo el proceso por el que pasa el helado de yogur mata la mayoría de las bacterias saludables.

Sé listo con los probióticos. Los estudios demuestran que tienen muchas menos bacterias saludables de las que anuncian. Un suplemento para adultos debería contener entre 10.000 y 20.000 millones de unidades que forman colonias para ser eficaces, muchas más de las que contiene un suplemento típico.

Guarda los suplementos probióticos en un lugar fresco, seco y oscuro para evitar dañarlos con el calor, la humedad y la luz.

No pruebes las salchichas de caca de bebé. Unos científicos españoles, tras descubrir que las bacterias de los probióticos también se encuentran en abundancia en las cacas de bebé, han cultivado esas bacterias y las utilizan para fermentar salchichas. Pero ¿en serio…?

Hazte astronauta. La Agencia de Exploración Aeroespacial de Japón está administrando probióticos a los astronautas de la Estación Espacial Internacional para ver si el reequilibrio de las bacterias buenas ayuda a revertir los problemas causados por la gravedad cero, como la atrofia muscular y el declive de la función inmune.

No te mudes a Siberia o a la Antártida. La obesidad humana se asocia a unos niveles elevados de bacterias del filo *Firmicutes* y unos niveles bajos de bacterias de otro filo, el *Bacteroidetes*. En un estudio con 1.020 personas sanas de veintitrés países, los investigadores descubrieron que cuanto más lejos del ecuador vives, más microbios malos tendrás y menos de los que reducen la barriga.

Sin embargo, el plan CERO BARRIGA tiene una ventaja añadida. Además de reducir los azúcares y las proteínas animales que alimentan a los bichos malos, los alimentos de la nueva dieta ayudarán a absorber más nutrientes que alimentan a los bichos buenos. En un estudio canadiense, los sujetos que recibieron un suplemento con una fibra natural insoluble llamada oligofructosa, además de perder peso, declararon pasar menos hambre que los que tomaron un placebo. Los investigadores descubrieron que los sujetos que tomaban la fibra tenían niveles más elevados de grelina —una hormona que controla el hambre— y niveles más bajos de azúcar en sangre. (La oligofructosa se encuentra en alimentos como las cebollas y los puerros, la harina de avena, el centeno y la cebada, así como las alcachofas de Jerusalén.) La razón por la que la fibra insoluble funciona tan bien al reequilibrar el intestino es que no se digiere; permanece en el tracto gastrointestinal hasta el final, llega a las bacterias buenas en el intestino bajo y le ayuda a luchar contra los malos.

Los menús CERO BARRIGA también son ricos en ácidos grasos omega-3, que ayudan a reducir la inflamación, y son bajos en gluten (la proteína que se encuentra en el trigo). Estudios recientes han descubierto que el gluten puede tener un efecto negativo en las bacterias buenas, incluso en personas que no son sensibles a él.

Después de leer toda esta información sobre los bichos del intestino, estarás pensando: «¿Por qué no me paso el día comiendo yogur o tomando esos suplementos probióticos? ¿No es esa la manera de introducir esos bichos buenos en el intestino?».

Bueno, sí. Es cierto que algunos yogures contienen bacterias beneficiosas que pueden enviar refuerzos al intestino cuando los necesites. *Lactobacillus acidophilus* es la bacteria que buscas, y se encuentra en los yogures donde dice «cultivos activos vivos». Sin embargo, la mayoría de los yogures llevan tanto azúcar que ayudan más a potenciar las bacterias insanas del intestino que otra cosa, por eso no los recomiendo en el plan CERO BARRIGA. Además, aunque los probióticos pueden servir de ayuda, ese tipo de suplementos no están regulados, y no está claro si reúnen suficientes cultivos bacterianos para aportar algo. *ConsumerLab.com* hizo un estudio reciente donde se examinaban doce marcas populares de suplementos probióticos y constataron que contenían muchas menos unidades formadoras de colonias saludables de lo que anunciaban. Los suplementos no están regulados por la Administración de Medicamentos y Alimentos estadounidense (FDA, por sus siglas en inglés), así que no hay manera de saber si lo que se afirma en las etiquetas es cierto cuando salen de la fábrica. Con todo, lo peor es que el calor, la humedad y el tiempo acaban matando las bacterias, así que cuando finalmente llega a ti, un suplemento probiótico puede contener pocos cultivos vivos, si es que queda alguno.

Confiar en los suplementos, o incluso en el yogur, para reponer un intestino enfermo no es buena idea. Es como almacenar peces en un estanque contaminado. Los peces nuevos acabarán muriendo, y tendrás que llevar más peces. ¿No sería mejor tener un estanque sano donde la vida acuática natural pueda llevar una vida sana y prosperar para siempre?

CINCUENTA SOMBRAS DE GRASA

Grasa marrón, grasa blanca; grasa buena, grasa mala… A veces parece que quienes mejor entienden la grasa son los personajes de *Érase una vez… el cuerpo humano*. Durante los últimos años, los científicos han descubierto que, como los marrones en una tienda de ropa, la grasa tiene muchos tonos distintos, cada uno con unas propiedades moleculares únicas y consecuencias para la salud. ¿Qué significa ese arcoíris de grasa para ti? Aquí tienes todo lo que necesitas saber sobre los distintos tipos de grasa corporal.

GRASA MARRÓN:
GRASA BUENA
Desde un punto de vista evolutivo, la grasa marrón ayuda a mantener cálida la temperatura del recién nacido, es el tejido adiposo marrón que se encuentra en la nuca y sirve para convertir la comida en calor. Actúa como un músculo cuando se estimula con entornos fríos, y quema calorías para generar combustible. Un adulto con un peso normal o por debajo de lo normal almacena de forma natural entre 50 y 85 gramos de grasa marrón, lo suficiente para quemar 250 calorías a lo largo de tres horas cuando se estimula. Igual que darse una ducha fría para perder peso en teoría podría funcionar, aún no hay pruebas clínicas de que tiritar hasta estar delgado funcione.

GRASA BEIS:
GRASA BUENA
La grasa de color neutral, detectada hace solo dos años, es más difícil de estudiar porque se mezcla con la grasa marrón y la blanca y aparece en minúsculos depósitos del tamaño de un guisante cerca de la clavícula y por toda la espalda. Por lo menos en los ratones, presenta un gran potencial para gestionar el peso. Según el Instituto del Cáncer Dana-Farber, cuando los ratones hacen

ejercicio liberan la hormona irisina de los músculos, que convierte la grasa blanca en grasa marrón, un proceso llamado «oscurecimiento». Dado que los seres humanos tenemos la misma hormona en la sangre, los científicos sospechan que también producimos grasa beis mediante el ejercicio. Esa grasa almacena la energía que de lo contrario inflaría la barriga. Investigadores del Centro de Salud de la Universidad de Texas en San Antonio descubrieron que cuando se estimula con frío, el cuerpo produce una proteína llamada Grb10, que actúa como el interruptor para activar y desactivar una vía molecular que señala las células de grasa blanca para convertirlas en células de grasa marrón. Dado que las células marrones y blancas se mezclan, la grasa resultante es beis.

GRASA BLANCA SUBCUTÁNEA:
GRASA NEUTRAL

Bautizada como «eso que puedes pellizcar», este tipo de grasa blanca —llamada grasa subcutánea— reposa justo debajo de la piel. Es la que se mide utilizando calibradores del pliegue de la piel para hacer una estimación del porcentaje de grasa corporal, y se encuentra en todo el cuerpo. A pesar de que el exceso de grasa nunca es bueno, la grasa subcutánea, sobre todo alrededor de la cadera y los muslos, no es especialmente peligrosa. De hecho, un estudio publicado en *New England Journal of Medicine* en 2004 constató que la eliminación de grasa subcutánea por liposucción (hasta 10 kilos) en quince mujeres obesas no tuvo efecto alguno al cabo de tres meses en las mediciones de la presión arterial, el azúcar en sangre o el colesterol. Así pues, aunque los michelines de la cintura no sean lo que más desees, tampoco ocupan el primer puesto en la lista de problemas de salud. (Como he comentado con anterioridad, algunos estudios indican que la grasa subcutánea puede incluso proteger del inicio de la diabetes.)

GRASA BLANCA VISCERAL:

GRASA MALA

La grasa visceral, a menudo llamada «grasa profunda», es grasa blanca que almacena energía y envuelve los órganos internos. Por eso es muy difícil de eliminar quirúrgicamente y muy peligrosa. Uno de los motivos por los que el exceso de grasa visceral es tan dañino es que su flujo sanguíneo pasa al hígado por la vena porta. En otras palabras, todas las toxinas y ácidos grasos que libera la grasa visceral son barridos por la sangre y volcados en el hígado, lo que tiene un efecto negativo en la producción de lípidos en la sangre (colesterol). Un estudio publicado en la revista *Diabetes* también sugiere que la grasa visceral expulsa unas sustancias químicas inmunes llamadas citocinas que pueden aumentar el riesgo de sufrir enfermedades cardiovasculares fomentando la resistencia a la insulina y la inflamación crónica. La obesidad abdominal es un estado de inflamación visceral crónico. La buena noticia es que, debido a su rico flujo sanguíneo, la grasa visceral responde muy bien al ejercicio, mucho más que la obstinada grasa subcutánea.

CERO ENFERMEDADES CARDÍACAS

Cierra el puño. Apriétalo unas cuantas veces. Ahora imagina ese puño dentro del pecho, golpeando una y otra vez, con la suficiente fuerza para bombear sangre y oxígeno por todo tu cuerpo —unas 59,000 millas de venas y arterias— sin descansar nunca, veinticuatro horas al día, siete días a la semana, 365 días al año.

¿Te sorprende que el corazón necesite todo el apoyo que pueda?

Lo más importante que necesita tu corazón —además de alguien que diga que le gustan tus estados de Facebook— es un suministro constante de sangre desde las arterias coronarias. Cuando hablamos de enfermedades cardíacas, básicamente nos referimos a una dificultad en este sistema de entrega esencial: el flujo sanguíneo queda bloqueado y no puede llegar al corazón para alimentarlo.

Las enfermedades coronarias son la causa de unas 600.000 muertes todos los años, lo que las convierte en la primera causa de muerte en Estados Unidos. Según los CDC, el bloqueo de las arterias coronarias, o ateroesclerosis, es el tipo de enfermedad cardíaca más común entre los estadounidenses. Se produce cuando se forma una placa (el colesterol) en las paredes de las arterias que estrechan el camino por el que puede fluir la sangre.

Si no se trata, puede formarse suficiente placa para provocar dolor en el pecho y dificultar la respiración —una dolencia llamada angina de pecho— o bloquear las arterias del todo y provocar un ataque al corazón, que mata parte o todo el músculo. Más de 720.000 estadounidenses sufren ataques al corazón todos los años, según los CDC.

Existe una serie de factores que potencian el riesgo de sufrir enfermedades cardíacas, desde aspectos que no puedes controlar, como el historial familiar y la edad, a otros que se pueden regular un poco, entre ellas el nivel de estrés, de colesterol y la presión arterial. Sin embargo, existe un importante factor de riesgo principal para las enfermedades cardíacas que sí puedes controlar: la grasa visceral. Lo importante no es si tienes un exceso de grasa, sino dónde está ubicada. Un estudio publicado en *Journal of the American College of Cardiology* descubrió que los pacientes cardíacos con un peso normal y un exceso de grasa abdominal tienen menos probabilidades de sobrevivir que los pacientes obesos cuyos kilos de más se concentran en los muslos y las nalgas.

Por eso defiendo tanto el programa CERO BARRIGA. No se trata de perder peso, aunque perderás kilos, sin duda. Se trata de atacar la grasa más importante. Adopta los principios CERO BARRIGA y, sobre todo si tienes un riesgo elevado de sufrir una enfermedad cardíaca, sigue las siguientes recomendaciones específicas para el corazón.

COME MENOS CARNE ROJA

Si reduces la ingesta de carne roja a solo unas cuantas veces al mes, o la eliminas del todo, puedes mejorar tu salud cardíaca alterando las bacterias del intestino. Un nuevo estudio sugiere que los vegetarianos y los veganos digieren la carne de forma distinta que los carnívoros, esto los hace menos susceptibles a las enfermedades cardíacas. Los investigadores lo llaman «la venganza de la vaca», y empieza con la L-carnitina; se trata de una sustancia química que se encuentra en la carne roja y que, cuando los microbios buenos de alguien que come carne quedan atrapados por ella, produce un compuesto llamado trimetilamina N-óxido que endurece las arterias. Pero el riesgo aumenta solo si has convertido en un hábito el alimentar a esas bacterias carnívoras del intestino. En diversos estudios, los microbios de los vegetarianos veteranos no producían mucha trimetilamina N-óxido cuando comían carne roja. Además, la carne roja normalmente es rica en grasa saturada y colesterol, dos elementos que debes reducir si quieres tener un corazón sano.

COME DOS ONZAS

… de chocolate negro, claro. Investigadores de la Universidad Estatal de Luisiana descubrieron que las bacterias del estómago fermentan el chocolate y lo convierten en compuestos antiinflamatorios útiles que son beneficiosos para el corazón. Los microbios del intestino como las bifidobacterias se dan un festín con el chocolate y liberan compuestos polifenólicos beneficiosos. Los científicos creen que añadir fruta al chocolate podría potenciar la fermentación. ¿Alguien quiere unas fresas cubiertas de chocolate?

CORTA CON TU BIZCOCHITO

Las autoridades sanitarias están señalando al azúcar como la principal causa dietética de enfermedades cardiovasculares. Según un estudio reciente publicado en *JAMA Internal Medicine*, el riesgo de morir de una enfermedad cardiovascular se duplicaba para las personas que consumían un 21 % o más de las calorías de azúcar añadido. (Para darle un enfoque más aterrador: el hombre estadounidense medio come 2.200 calorías al día y 496 de ellas, o sea, el 22,5 %, las obtiene del azúcar; la mujer estadounidense media come 1.858 calorías y obtiene 400 de ellas, o sea, un 21,5 %, del azúcar.) Una de las maneras más sencillas de reducir la ingesta de azúcar añadido es seguir el protocolo CERO BARRIGA, que elimina las bebidas azucaradas y reduce los alimentos procesados, es decir, todo lo que tenga una etiqueta con más de dos o tres ingredientes. Pero no te preocupes: podrás satisfacer al goloso que hay en ti con fruta fresca, deliciosos batidos y cuencos de avena, y suficientes postres exquisitos.

PONTE (MÁS) EN FORMA

Varios estudios indican que una combinación de entrenamiento de cardio y de resistencia es la mejor fórmula para el corazón. Por eso los circuitos metabólicos CERO BARRIGA, que combinan el ejercicio aeróbico y el entrenamiento de resistencia, son tan eficaces. Según una investigación presentada en las sesiones de investigación científica sobre calidad de la atención y resultados de la Asociación Americana del Corazón, las personas de mediana edad que mejoran su estado físico pueden reducir de forma radical las enfermedades cardiovasculares. Por ejemplo, si una persona de 40 años pasa de correr un kilómetro y medio en 12 minutos a hacerlo en 10 minutos, podría reducir el riesgo de fallo cardíaco a una edad más tardía en un 40 %.

CAMBIA LA SAL POR LAS ESPECIAS

Se sabe que la sal en la dieta aumenta la presión arterial, que es en sí misma un factor de riesgo importante de sufrir enfermedades cardíacas. Sin embargo, es difícil seguir una instrucción del tipo «come menos sal», sobre todo cuando los nachos te están llamando. ¿Cuál es el truco?: busca maneras de potenciar el sabor de la comida sin sal. Los adultos que participaron en una intervención de la conducta de doce semanas en la que se les enseñaba a cambiar la sal por hierbas y especias consumieron 966 miligramos menos de sodio al día que la gente que intentaba reducir el sodio por su cuenta. Aún mejor, determinadas hierbas y especias han demostrado tener beneficios CERO BARRIGA, como, por ejemplo, potenciar el metabolismo y bloquear la formación de células de la grasa. Consulta la página 144 para ver una lista de mis favoritos.

DEJA QUE BROTE

¿Alguna vez has encontrado una cabeza de ajos arrugada con brotes verdes en el fondo de la nevera? ¡No los tires! Los científicos afirman que ese ajo pasado de rosca tiene aún más propiedades antioxidantes sanas para el corazón que cuando está fresco. El extracto de ajo envejecido, también conocido como ajo kyolic, tiene el mismo efecto. Un estudio reciente descubrió que los participantes que tomaron cuatro pastillas de ajo kyolic al día constataron una reducción de la formación de placa en las arterias. La buena noticia es que no tienes por qué renunciar al ajo de siempre: en la mayoría de las farmacias y herboristerías se encuentra ajo kyolic, y es inodoro. (¡Que no paren los besos!)

LLÉNATE DE FIBRA

La fibra protege el corazón potenciando la capacidad del cuerpo de producir receptores de lipoproteína de baja densidad (LDL, por sus siglas en inglés), que actúan como porteros de discoteca y expulsan el colesterol «malo» de la sangre. Investigadores de la Universidad de Leeds analizaron una serie de estudios y descubrieron que el riesgo de sufrir enfermedades cardiovasculares era notablemente más bajo por cada 7 gramos de fibra consumida. Es solo una ración de harina integral, judías o legumbres, o dos raciones de productos frescos.

LÁNZATE A LOS ARÁNDANOS

Investigadores de la Universidad de Maine han revelado que los arándanos silvestres son la aspirina con mejor sabor del mundo, un suplemento natural para mejorar la salud cardiovascular, sobre todo el flujo sanguíneo hacia y desde el corazón. Según su estudio, queda demostrado que el consumo de arándanos silvestres (2 tazas al día) durante ocho semanas regula y mejora el equilibrio entre los factores relajantes y restrictivos en la pared vascular en ratas obesas. Dos tazas es mucho, pero puedes aumentar la ingesta añadiendo entre media taza y una entera de esas joyas azules a las bebidas CERO BARRIGA y a la avena que tomes por la mañana. Los arándanos también aportan un sabor sorprendente a las ensaladas. (Nota: hay arándanos silvestres en la sección de congelados de la mayoría de los grandes supermercados.)

4

¿Cuál es tu riesgo real?

La nueva regla de oro para medir el riesgo de tener grasa en la barriga, y el plan perfecto para cambiar el pronóstico

En capítulos anteriores he explicado algunos datos científicos extraños sobre la grasa:

- La grasa que se encuentra justo debajo de la piel (grasa subcutánea) tal vez sea fea, pero es relativamente inofensiva e incluso puede tener ciertos beneficios.
- La grasa enterrada en el estómago (la grasa visceral) segrega sustancias tóxicas que echan a perder la salud y erosionan la fuerza muscular.
- La grasa tiene distintos colores, entre ellos el marrón, el beis y el blanco, y cada tipo desempeña un rol distinto en el funcionamiento del cuerpo.
- La grasa es en un 47 % republicana, en un 45 % demócrata y en un 8 % independiente.

De acuerdo, este último dato era solo para asegurarme de que prestabas atención.

La función exacta de las células de la grasa es uno de los antiguos misterios de la biología que la ciencia apenas está empezando a desentrañar. Sin embargo, lo que sí sabemos es que la grasa es mucho más complicada de lo que pensábamos. Si se reúnen diferentes tipos de grasa en lugares distintos, ejercen funciones distintas y trabajan para ti o contra ti, y si determinados tipos de grasa en realidad reducen el tamaño, la fuerza y la calidad (y, por lo tanto, el peso) de los músculos, entonces lo lógico es que simplemente subirse a la báscula del baño no parece una buena manera de medir tu salud.

De hecho, en los últimos años la manera como los científicos estudian la relación entre la grasa, el peso y la salud ha cambiado por completo. La buena noticia es que ahora disponemos de un método mucho mejor de saber hasta qué punto estamos sanos o no.

Cómo llegar a cero en la barriga

Durante décadas, la regla de oro al valorar la relación entre la salud y el peso ha sido una medida conocida como el índice de masa corporal o IMC.

A pesar de que el IMC se popularizó a principios de la década de 1990, en realidad se remonta a 150 años antes. Para calcular tu IMC, divide tu peso en kilos entre tu altura en metros al cuadrado. Aunque el cálculo sea molesto, es bastante sencillo. La gente cuyo IMC está entre 18,5 y 25 se considera en el rango normal, mientras que los que tienen un IMC superior a 25 se consideran con sobrepeso, y los que superan el 30, obesos.

Aquí tienes una manera rápida de calcular tu IMC. Digamos que mides 1,80 (5´10˝) y pesas 93 kilos (205 lb).

Calcula tu altura al cuadrado multiplicando el número por sí mismo.

$$1,80 \times 1,80 = 3,24$$

Ahora divide el peso en kilos entre este número.

$$93 / 3,24 = 28,7$$

No es el número más sano, según se interpreta en la actualidad el IMC.

¡CERO MIRADAS DE REPROCHE DEL MÉDICO!

MARTHA CHESLER, 52 años
Perdió 22 lb

«Vi los resultados de inmediato. ¡Mi médico hasta me felicitó por la pérdida de peso!»

El problema es que el IMC se inventó a principios del siglo xix en Bélgica, utilizando a los belgas de la época. No eran tipos que entrenaran mucho, no había muchos corredores de larga distancia, jugadores de voleibol ni otros tipos de dimensiones físicas únicas. Así que el IMC no es muy bueno teniendo en cuenta la increíble diversidad de formas y tamaños de las personas y su estado físico.

Por lo tanto, un hombre de 1,80 metros (5´10˝) que pesa 93 kilos (205 lb) tiene un IMC de 28,7, de manera que no solo se considera que tiene sobrepeso, sino que además raya en la «obesidad». Pero como el músculo pesa más que la grasa, y como la grasa adopta formas distintas y se distribuye de manera diferente, la medida del IMC no nos dice si ese hombre es carne de sillón o Russell Wilson de los Seattle Seahawks, jugador de rugby que ganó la Super Bowl de 2014, cuyo cuerpo encaja exactamente en ese IMC. Por mucho incordio que pueda suponer el IMC para la gente que se encuentra en forma y está fantástica, es un problema aún mayor para los que en realidad corren el riesgo de sufrir una enfermedad por culpa de su masa corporal.

De hecho, hay algo aún más peligroso que estar demasiado delgado o demasiado gordo, según tu IMC: «estar gordiflaco», una combinación de demasiada grasa visceral y demasiado poco músculo. (Recuerda: la grasa visceral destruye el músculo, así que cuanta más grasa visceral ganes, más músculo pierdes.)

Por eso el IMC por sí solo no es una herramienta eficaz para medir si una persona está sana o no, o si tiene sobrepeso. Un estudio reciente con 650.000 personas, publicado en *Mayo Clinic Proceedings*, examinaba el efecto de la circunferencia de la barriga en la salud. El estudio observaba a personas con varias medidas de IMC, incluidos los que entraban justo en el rango normal. Según los investigadores, los que tenían una circunferencia mayor en la cintura, independientemente de su IMC, corrían un mayor riesgo de sufrir enfermedades cardíacas, cáncer, problemas respiratorios y muerte prematura.

De hecho, en estudios con animales, los científicos han podido demostrar que podrían aumentar la grasa visceral —y, por lo tanto, también incrementar la resistencia a la insulina, el colesterol total y los niveles de LDL y triglicéridos—

HISTORIA
DE DOS BARRIGAS

Te presento a Bill y a Jack, dos tipos normales con su vida. Empezaron la universidad en el mismo sitio, pero sus barrigas siguieron caminos muy distintos.

45″

42″

40″

1984

Jack y Bill son compañeros de universidad y, por casualidad, tienen las mismas medidas: ambos tienen la altura media de un estadounidense, de 5′8″, pesan 165 libras y tienen una cintura de 86 centímetros. Los dos corren el mismo riesgo para la salud que un joven medio de 21 años en Estados Unidos; el riesgo relativo según el IFC es exactamente de 1,0.
Pero veamos qué pasa con Bill y con Jack tras licenciarse.

2004

En la reunión de ex alumnos al cabo de veinte años, ambos han ganado algo de peso, como el resto de la clase de 1984.
Jack está un poco más gordo, pero solo un poco. Con 179 libras, aún tiene una cintura de 35 pulgadas. Por lo tanto, el riesgo de Jack de morir es casi un 10 % más bajo que la media de un hombre de su edad. Y lo más importante: la dieta rica en nutrientes que sigue Jack ha mantenido neutral su propensión genética al aumento de peso, no se han activado sus genes de acumulación de grasa. Aunque ha ganado peso, es músculo y un poco de grasa subcutánea, no visceral. En consecuencia, su riesgo relativo es de 0,7. Tiene un 30 % menos de riesgo que el hombre medio de 41 años.
Sin embargo, después de dos décadas de trabajar sentado, practicar deporte de forma irregular y seguir la típica dieta americana, el peso de Bill ha subido a 194 libras y ahora su cintura mide 42 pulgadas; en este caso. La Asociación Americana del Corazón le considera «abdominalmente obeso».

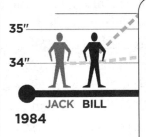

35″

34″

JACK BILL

1984

(Los hombres con una cintura que supere los 100 centímetros y las mujeres c una cintura de 35 pulgada o más se considera que tienen obesidad abdomina Aunque el peso no es muy distinto, la composición corporal sí lo es. Un porcentaje mayor del peso de Jack procede de tejido muscular magro, mientras que el de Bill procede de la grasa visceral. Así pues, su riesgo relativo es ahora de 1,7, un 70 % mayor de lo que debería.

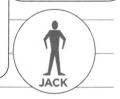

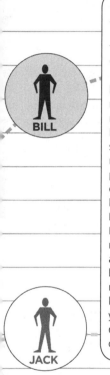

2024

En la reunión del cuarenta aniversario, ambos tienen 61 años, y Jack está estupendo. Conserva un peso relativamente estable, unos 179 libras y, lo más importante, mantiene la barriga en 35 pulgadas, no tiene síndrome metabólico y su riesgo relativo sigue siendo el mismo.

En cambio, décadas de malas decisiones de salud han pasado factura a Bill, cuya cintura mide 45 pulgadas. Pese a sus esfuerzos por practicar deporte y reducir las calorías, no logra quitarse peso. «Supongo que tengo el gen de la grasa», dice. Su riesgo relativo es de 2,1, y Bill está atrapado por el síndrome metabólico. El riesgo de desarrollar diabetes es seis veces mayor que el de Jack. El de morir de un ataque al corazón es el triple, y esa grasa de la barriga le está complicando la vida de muchas maneras: disminución de la libido, la fertilidad y la función eréctil; fatiga, debilidad muscular y dolores de cabeza; depresión, ansiedad y dificultades cognitivas. Todo ello relacionado con la obesidad abdominal.

Estos no son escenarios imaginarios, se basan en lo que realmente les ocurre a los estadounidenses medios. Pero no es el aumento de peso en sí lo que hace que el riesgo de Bill, y de todos nosotros, sea tan elevado. Es la grasa de la barriga. CERO BARRIGA está diseñado para ayudarte a conquistarla.

2004

2024

sin aumentar el peso corporal. El mismo IMC y el mismo peso, pero un riesgo de muerte mucho más elevado.

En otras palabras, cuando hablamos de combatir la obesidad con el IMC es como ir armado con un cuchillo a un tiroteo. Por suerte, ha llegado una nueva arma a la ciudad.

USA EL CEREBRO PARA ACABAR CON LA BARRIGA

Estudios recientes apuntan una nueva medida de la obesidad llamada índice de forma corporal (IFC) que revela más información sobre el riesgo mortal y de sufrir enfermedades que el peso corporal o el IMC.

Se debe a que, pese a que tiene en cuenta esos números, el IFC también incluye un componente primordial que faltaba: la circunferencia de la cintura. En otras palabras, revela la verdad de la grasa de la barriga. Si el peso y el IMC miden el «grosor», el IFC mide la «redondez» y si la barriga te está haciendo correr algún riesgo.

La fórmula del IFC fue descubierta en 2012 por Nir Krakauer (profesor asistente de ingeniería civil en el City College de la Escuela de Ingeniería de Nueva York) y su padre, Jesse Krakauer (médico). Analizaron las medidas corporales y las tasas de mortalidad de más de 14.000 adultos que habían participado en dos encuestas en las décadas de 1980 y 1990. Al comparar los resultados de la encuesta con los registros de fallecimientos y diagnóstico de cáncer, descubrieron una correlación positiva entre las barrigas grandes y las altas probabilidades de morir. Un estudio de seguimiento publicado en febrero de 2014 en la revista *PLOS ONE* puso un número a ese riesgo: un IFC medio es de 1,0. Por cada aumento del 0,1 del

IFC, las probabilidades de morir aumentan en un 10 %. Las personas con un IFC en el 20 % superior tenían tasas de mortalidad un 61 % más elevadas que los que estaban en el 20 % inferior.

Para demostrar cómo se traduce esto en la vida real, tomemos como ejemplo a Katrina Bridges, de Bethalto, Illinois. Había intentado la dieta Atkins, el plan de Shakeology, incluso el plan de revolución corporal de Jillian Michaels. Todos le sirvieron hasta cierto punto, pero el peso seguía siendo una lucha. Katrina pesaba 236 libras, pero el mayor problema de salud —que ni siquiera conocía— no era el peso sino la cintura. La circunferencia de la cintura de Katrina era de 50 pulgadas.

Katrina solo mide 5´8´´ pies, así que el tamaño de la cintura suponía un peligro inminente. A sus 30 años, tenía un riesgo relativo de IFC de 1,9. ¿Qué significa eso? El riesgo de morir de una enfermedad cardíaca o de diabetes era un 90 % mayor que el de alguien con una cintura más discreta. Madre de tres hijos, tenía casi el doble de probabilidades de sufrir una muerte prematura.

Sin embargo, al cabo de solo tres días de seguir el plan CERO BARRIGA Katrina notó que el estómago había empezado a encogerse. En solo cinco semanas, la cintura se había reducido a 45 pulgadas, y el riesgo relativo según el IFC había bajado a 1,1. Esto significa que el riesgo de muerte era solo un 10 % mayor que la media, un cambio enorme que podía representar para sus niños el regalo de ver a su madre vivir una vida más larga y feliz.

Para ayudarte a calcular con rapidez tu riesgo, he incluido una calculadora fácil de usar en <www.Zerobelly.com>. A medida que avances en el programa CERO BARRIGA, podrás introducir los números y ver cómo tu IFC —y el riesgo de sufrir diabetes, enfermedades cardíacas y otros trastornos— realmente se reduce junto con tu cintura.

En primer lugar, calcula la circunferencia de la cintura colocando una cinta métrica cómodamente alrededor del ombligo. (No escondas la barriga: haz como si te estuvieran tomando las medidas para unos pantalones nuevos que te resulten seguros y cómodos.) Luego introduce la altura y el peso y haz el cálculo.

El número que hay que tener en cuenta es el riesgo relativo del IFC, que deriva de una media de 1. Por ejemplo, si tu número es el 1,3, tienes un 30 % más de riesgo de morir por cualquier causa que una persona media de tu edad; un número como 0,8 significaría que tienes un 20 % menos de riesgo.

Aun así, si quieres hacer tú los números —o si estás atrapado en una cueva nevada en el Ártico y el wifi es inestable—, puedes hacerlo sin acceder a internet utilizando una fórmula desarrollada por los Krakauer. Multiplica ⅔ de tu IMC por ½ de la altura en centímetros. Luego mide la circunferencia de la cintura y divide la cifra entre el número anterior. No es tan complicado como suena. Usemos los números del jugador de fútbol americano Russell Wilson de ejemplo.

Primero, multiplica tu IMC por 0,66 para conseguir los ⅔.

$$28,7 \times 0,66 = 18,9$$

Ahora calcula la mitad de tu altura en centímetros.

$$180 \times 0,5 = 90$$

Multiplica esos dos números.

$$18,9 \times 90 = 1.701$$

¿Hasta aquí bien? Ahora ponte una cinta métrica en la cintura. Dado que los tipos de *Men's Fitness* sacaron a Wilson en la portada de octubre de 2013 y lo fotografiaron sin protecciones, es fácil calcular que Wilson tiene una cintura de 86 centímetros. Así que si dividimos ese número entre nuestro cálculo, obtendremos el IFC de Wilson.

$$86 \,/\, 1.701 = 0,05 \text{ (es decir, un riesgo de 0,5)}$$

Cuanto más bajo sea ese número, mejor, pero todo lo que supere el 1,0 es problemático. Un exceso de IFC de 2,0, por ejemplo, indica que el riesgo de morir pronto es más del doble que la media.

En consecuencia, aunque la medida antigua (el IMC) nos dice que Wilson raya en la obesidad, su IFC dice que en realidad corre un riesgo menor de morir que la media de hombres. (Aun así, para ser justos, el IFC no tiene en cuenta las carreras que se pega en el campo.) Buenas noticias para su equipo, y aún mejores para los que nos preocupamos por vivir más tiempo, más sanos y felices.

HORA DE ATACAR AL AUTÉNTICO ENEMIGO

Estas cifras, y muchos otros estudios, demuestran que la gente con cintura grande muere antes que los que tienen la barriga plana, aunque su peso corporal sea normal. La grasa abdominal profunda que envuelve los órganos internos aumenta directamente el riesgo de sufrir diabetes, derrames cerebrales y enfermedades cardiovasculares.

Aun así, podemos verlo de otra forma: Russell Wilson es una estrella tanto en la NFL como en el IFC porque tiene mucho músculo y muy poca grasa visceral. Por lo tanto, es lógico pensar que lo que realmente importa no es perder peso, sino la grasa de la barriga. Lo más peligroso no es estar gordo ni tener mucho peso corporal, sino la terrible combinación de un aumento de la grasa visceral y una reducción de la masa muscular.

Por suerte, ese es exactamente el problema para el que fue creado el plan CERO BARRIGA.

CERO ALZHEIMER

Es un golpe que puede hacer papilla una mente brillante, privar a personas inteligentes de la capacidad de razonar y reducir personalidades fuertes a cascarones asustados. No, no hablo de los sesudos informativos, aunque si alguien tiene una cura para eso soy todo oídos. Hablo del Alzheimer, una enfermedad que nos afecta a casi todos en algún momento de nuestra vida y que debemos prevenir.

Se calcula que más de cinco millones de estadounidenses padecen la enfermedad de Alzheimer, y se espera que casi se triplique el número en 2050 si no se producen avances médicos significativos, según la Asociación contra el Alzheimer. Es la causa más común de demencia, un término que describe un conjunto de síntomas que pueden incluir pérdida de la memoria, cambios de humor y problemas para comunicarse y razonar. Empeora con el tiempo y es irreversible. En la mayoría de los casos, los síntomas aparecen por primera vez pasados los 60 años. El tiempo que transcurre desde el diagnóstico hasta la muerte varía: entre tres y cuatro años si la persona supera los 80 años cuando se le diagnostica y diez o más años si la persona es más joven, según el Instituto Nacional sobre el Envejecimiento.

En el transcurso de la enfermedad, se desarrollan placas de proteínas y enredos en la estructura del cerebro que provocan la muerte de células cerebrales. En poco tiempo el daño se extiende hasta una parte del cerebro llamada hipocampo, imprescindible en la formación de los recuerdos. Las personas que padecen la enfermedad de Alzheimer también sufren escasez de algunas sustancias químicas mensajeras que participan en la transmisión de señales dentro del cerebro. A medida que van muriendo más neuronas, las zonas del cerebro afectadas empiezan a encogerse. En la etapa final del Alzheimer, el daño está muy extendido, y el tejido cerebral se ha reducido de forma significativa.

Los científicos aún no han logrado comprender del todo qué causa la enfermedad de Alzheimer. Aun así, cuanto más saben de ella, más se confirma que hay dos factores principales que entran en juego: los genes y el estilo de vida.

Aproximadamente un 15 % de la población general es portadora del gen ApoE4, pero entre un 25 y un 30 % de las personas diagnosticadas de Alzheimer lo tienen, según el Instituto Nacional sobre el Envejecimiento. La variante genética es solo un factor de riesgo para la enfermedad de Alzheimer, pero los científicos dicen que parece importante, sobre todo para las mujeres. Un estudio publicado en abril de 2014 en *Annals of Neurology* reveló que los genes tenían un efecto mínimo en los hombres, mientras que en las mujeres casi doblaba el riesgo de desarrollar Alzheimer o un leve deterioro cognitivo. Las mujeres constituyen casi dos tercios de los cinco millones de personas de Estados Unidos diagnosticadas de esta enfermedad, y los investigadores creen que el ApoE4 puede ser la explicación de semejante disparidad.

Con todo, el mero hecho de tener el gen del Alzheimer no significa que necesariamente pase a la acción. De la misma manera que hemos visto cómo podemos activar o desactivar el gen de acumulación de la grasa, cada vez sabemos más de la epigenética del Alzheimer.

Si esta enfermedad afecta a tu familia, es muy importante

que hagas algunos cambios en tu estilo de vida para minimizar el riesgo. Los estudios han demostrado que los fumadores y los que tienen la presión alta, niveles de colesterol elevados o diabetes corren un riesgo mayor de desarrollar Alzheimer. La grasa de la barriga también aumenta el riesgo en la gente de mediana edad. Según investigadores del departamento médico de la Universidad Rush, la proteína responsable de metabolizar la grasa en el hígado es la misma que se encuentra en la parte del cerebro que controla la memoria y el aprendizaje. Las personas con una mayor grasa abdominal en realidad han consumido esa proteína que metaboliza la grasa, lo que hace que tengan 3,6 veces más probabilidades de sufrir pérdida de memoria y demencia más adelante.

Puedes ayudar a reducir el riesgo con los protocolos de dieta y ejercicio de CERO BARRIGA, y además tener en cuenta estos consejos que apuntan los estudios.

QUE NO CUNDA EL PÁNICO, COME ORGÁNICO

Aquí tienes otro motivo para apoyar a los productores locales y comprar productos orgánicos: los científicos afirman que la exposición al DDT —una toxina prohibida en Estados Unidos desde 1972 pero que aún se usa como pesticida en otros países— puede aumentar el riesgo de contraer la enfermedad de Alzheimer y su gravedad, sobre todo en las personas mayores de 60 años. En un estudio publicado en *JAMA Neurology*, científicos de la Universidad Rutgers afirmaban que los niveles de DDE, el compuesto químico que queda cuando el DDT empieza a estropearse, eran cuatro veces mayores en la sangre de pacientes con Alzheimer que en personas libres de esta enfermedad. Podemos estar expuestos a este pesticida tóxico al consumir fruta, verdura y cereales importados de países donde aún se usa el DDT y comer pescado de aguas contaminadas. ¡Otra razón para comprar productos locales y ecológicos!

Dale importancia a la madurez

Si hay un momento en que la dieta es importante para evitar el riesgo de padecer Alzheimer, ese es la madurez. En una tesis doctoral reciente —la primera en investigar la relación entre una dieta sana en la madurez y el riesgo de desarrollar demencia más adelante— apunta a que tomar decisiones dietéticas más sanas en la cincuentena puede reducir el riesgo de padecer demencia años más tarde casi en un 90 %. Una dieta mediterránea, rica en verdura, bayas y fruta, pescado y grasas no saturadas de los frutos secos, ha demostrado ser especialmente beneficiosa. Según los investigadores, incluso los que son genéticamente susceptibles al Alzheimer pueden por lo menos retrasar el inicio de la enfermedad reduciendo la ingesta de grasas saturadas, típicas de la carne y los lácteos.

Aprende otro idioma

Un estudio reciente publicado en la revista *Neurology* demuestra que hablar otro idioma puede retrasar el inicio de tres tipos de demencia. La investigación reveló que la gente que hablaba dos idiomas desarrollaba la demencia cuatro años y medio más tarde que los que solo hablaban uno. Se considera que hablar más de un idioma conduce a un mejor desarrollo de las zonas del cerebro responsables de las funciones ejecutivas y las relacionadas con la atención, que pueden ayudar a proteger contra el inicio de la demencia.

LEE Y DESCANSA (PERO NO DEMASIADO)

O la usas o la pierdes, eso parece que ocurre con una función cognitiva adecuada, según un estudio reciente llevado a cabo por un equipo de investigadores en España. Los resultados indicaban que mantener el cerebro estimulado y dormir lo suficiente para que cuerpo y mente se recuperen para otro día es lo ideal para el desarrollo cognitivo. Dormir más de ocho horas o menos de seis y una falta de estimulación cognitiva como la lectura se asociaron a un mayor riesgo de sufrir deterioro cognitivo: 2,6 veces más en personas por encima de los 65 años, según el estudio publicado en la *Revista de Investigación Clínica*.

COME FRUTOS SECOS

Un estudio clínico apunta que aumentar el magnesio en el cerebro con la ingesta dietética previene la pérdida de sinapsis y revierte el declive de la memoria en ratones envejecidos con la enfermedad de Alzheimer. Es el primer estudio en mostrar un mecanismo para revertir el declive cognitivo en etapas avanzadas del Alzheimer y las consecuencias para los seres humanos son esperanzadoras. Puedes conseguir tu ración de magnesio con un puñado de semillas de calabaza y virutas de chocolate negro (como mínimo con un 70 % de cacao), dos de las mejores fuentes de este mineral.

Alimenta tu hipocampo hambriento

¿Sabías que tu cerebro encoge a medida que envejeces? La parte más sensible a la atrofia es el hipocampo, responsable de la memoria y el razonamiento espacial, y es la zona que primero ataca la enfermedad de Alzheimer. Sin embargo, estudios recientes indican que puedes prevenir la atrofia y retrasar el inicio del declive cognitivo alimentando el hipocampo con ejercicio. Investigadores de la Facultad de Salud Pública de la Universidad de Maryland estudiaron cuatro grupos de adultos sanos con edades comprendidas entre los 65 y los 89 años con unas capacidades cognitivas normales y les hicieron un seguimiento durante dieciocho meses. Los grupos se clasificaban según dos criterios: si tenían un riesgo alto o bajo de sufrir Alzheimer (basado en la expresión genética) y si tenían un nivel de actividad física alto o bajo. De los cuatro grupos examinados, solo los que presentaban un riesgo genético elevado de sufrir Alzheimer que no hacían ejercicio experimentaron una disminución del volumen del hipocampo (3 %). Los que hacían ejercicio, incluso los que tenían un riesgo elevado de sufrir la enfermedad, mantuvieron el volumen del hipocampo. ¡Es como un bíceps, pero en el cerebro!

SEGUNDA PARTE

La dieta cero barriga

5

El poder de los alimentos cero barriga

**Los nueve supernutrientes que atacan la grasa abdominal
de tres maneras, ¡y te aplanan la barriga!**

Ya tienes una introducción a la filosofía CERO BARRIGA y la
diferencia radical que existe entre este enfoque y la mayoría
de los supuestos métodos científicos para perder peso. Al reducir los azúcares y las grasas saturadas y, al mismo tiempo,
centrarse en los alimentos que ayudan a mantener el intestino
sano, te desharás de los odiosos michelines, desactivarás los
genes de la grasa, estabilizarás el metabolismo y detendrás el
avance letal de la inflamación, que contribuye a la epidemia
nacional que representan el aumento de peso y enfermedades
crónicas como la diabetes y el Alzheimer.

Llega el momento de familiarizarse con los alimentos
CERO BARRIGA. Entender el poder de estos nueve grupos
de alimentos básicos te ayudará a centrarte en perder peso
día tras día, hora tras hora, y observarás la reducción de la
barriga a medida que la grasa, la hinchazón y la inflamación
empiecen a desaparecer y el músculo magro y fuerte ocupe su
lugar.

A lo largo de los próximos capítulos también conocerás a más hombres y mujeres que han cambiado de vida con CERO BARRIGA. Los resultados hablan por sí solos: pérdida de peso rápida y sostenible, reducción del tamaño de la cintura, mejoras significativas en la salud digestiva y cambios mensurables en los marcadores de la sangre e incluso en VO_2 máx (una medida de la resistencia general del cuerpo). Sus historias te animarán a sumergirte en el plan CERO BARRIGA.

Basarás tu plan de comidas en los siguientes nueve grupos de alimentos CERO BARRIGA, cada uno de los cuales ayuda a combatir la inflamación, potencia el metabolismo y —lo más importante— desactiva tus genes de la grasa e invierten la tendencia del cuerpo a acumular tejido adiposo. El plan está diseñado para proporcionar proteína, fibra y grasas saludables en todas las comidas y así ayudar a potenciar el metabolismo y a combatir el hambre; eleva al máximo tus niveles de micronutrientes para bloquear los mecanismos genéticos de acumulación adiposa, y minimiza el exceso de azúcar, carbohidratos refinados y aditivos que dañan el estómago y provocan inflamación y aumento de peso. Además de una pérdida de peso rápida y fácil, el resultado será una sensación de energía casi inmediata, un torso más delgado y un cuerpo más ligero. (En unos días los pantalones te sentarán mejor.)

Estos alimentos te ofrecen unas sencillas pautas sobre qué comer, pero también quiero que te hagas estas tres preguntas antes de cada comida o tentempié:

¿Dónde está la proteína? La proteína es el poderoso amo y señor de los músculos, el enemigo acérrimo de la grasa, el terror de los michelines. Las carnes magras y los huevos, las proteínas vegetales en polvo y las legumbres son las principales fuentes. Estos alimentos activan la «válvula de cierre» de los genes relacionados con el hígado graso, la resistencia a la insulina y el aumento de la grasa visceral.

¿Dónde está la fibra? Deja de pensar en términos de carbohidratos o almidón y empieza a pensar en fibra. Encontrarás fibra en la fruta, la verdura, las legumbres, así como en los cereales integrales como la quinoa, la avena y el arroz integral. Consume fibra para desactivar los genes relacionados con la obesidad y la inflamación.

¿Dónde está la grasa saludable? La ensalada más verde, fresca y exquisita del mundo no es todo lo sana que podría llegar a ser si no le añades un poco de aceite de oliva. La razón es que las grasas sanas ayudan a nuestros cuerpos a procesar los nutrientes en otros alimentos, a bajar el ritmo de la digestión —y mantenernos llenos más tiempo— y a mejorar el índice de colesterol y reducir la inflamación. El aceite de oliva, el aguacate, los frutos secos y las mantequillas de frutos secos, las semillas de chía y de linaza y el marisco de agua fría son fuentes de grasas saludables. Algunas influyen en los genes de la obesidad, y todas ayudarán a mejorar tu estado de salud general.

¡ÉXITO CERO BARRIGA!

MATT BRUNNER, 43 años
Perdió 22 libras y 4 pulgadas en seis semanas
«¡La primera semana perdí 3 kilos!»

Pese a tener un trabajo relacionado con el deporte, Matt Brunner, de 43 años, director de marcas deportivas de la Universidad de Filadelfia, nunca lograba ser constante con

los planes de pérdida de peso. Finalmente encontró la motivación en los resultados rápidos de CERO BARRIGA.
«¡La primera semana perdí 6 libras! —dice—. Realmente
me dieron ganas de seguir adelante.» Las deliciosas recetas
y las pautas claras también fueron de gran ayuda. «La variedad de productos y combinaciones de MUCHOS alimentos
distintos facilitó las cosas. Además, el programa me ayudó
a entender CÓMO funciona y me enseñó a adaptar las comidas para seguir las pautas.» El resultado: «¡La ropa "ce-
ñida" vuelve a sentarme bien!».

En el siguiente capítulo profundizaré más en la proteína,
la fibra y la grasa saludable. Pero no sufras: si miras el plato y
ves que están las tres, estarás tomando una comida o tentempié CERO BARRIGA equilibrado. (Incluso las bebidas CERO
BARRIGA tienen el equilibrio correcto.)

Bebidas cero barriga
Potencia al máximo el aporte nutritivo

Todos los días disfrutarás —y me refiero a *disfrutar*— de un
batido diseñado para complementar la pérdida de peso natural y el aumento de músculo que supondrá el programa CERO
BARRIGA.

Son tan deliciosos y fáciles de hacer que puedes tomarlos
de desayuno, de tentempié, como sustitutivo de una comida
o incluso de postre. Los estudios demuestran que los batidos
que son ricos en proteínas y bajos en grasas resultan muy eficaces para conducir los nutrientes hasta los músculos —por
eso te recomiendo que te los tomes justo después de hacer

ejercicio— y que los batidos de frutas, que incluyen toda la fibra, en realidad te mantienen saciado más tiempo que los zumos de fruta.

Tal vez estarás pensando: «Ya tomo batidos con proteínas que venden listos para beber. ¿Para qué necesito todos estos batidos?».

Bueno, en capítulos anteriores ya has leído sobre la importancia de reducir los azúcares, las grasas saturadas y los ingredientes artificiales para mantener el aparato digestivo bien equilibrado. Y has visto cómo un intestino desequilibrado puede causar inflamación, hinchazón y aumento de peso, hasta el punto de que el exceso de algunos tipos de bacterias en la barriga incrementa el riesgo de obesidad.

Entonces ¿para qué ibas a beber algo que contiene carragenina (un tipo de alga relacionada con dolencias estomacales); maltodextrina, fructosa cristalina y sucralosa (todas ellas formas del azúcar); goma y gel de celulosa (hecho con astillas de madera químicamente digeridas); óxido de zinc (también utilizado en medicamentos para los sarpullidos causados por los pañales), y treinta y seis ingredientes más, que es exactamente lo que tomas cuando bebes un bote de Muscle Milk? ¿Ayuda a potenciar una buena salud del intestino? ¿O te hace sentir miedo de que una noche el Vengador Tóxico salga de tu ombligo?

Al eliminar los lácteos, azúcares e ingredientes artificiales tan comunes en las marcas más populares, las bebidas CERO BARRIGA potencian al máximo todo lo que tienen de bueno los batidos con proteínas y reducen a cero lo negativo. Esto significa que conseguirás una nutrición óptima en una bebida deliciosa y fácil de digerir que puedes tomar en cualquier momento del día, te mantendrá saciado, reducirá la barriga y te hará sentir lleno de energía. Descubrirás las increíbles y deliciosas recetas a partir de la página 171.

HUEVOS
Desactiva los genes de la grasa visceral

Los huevos son la mejor fuente única de la vitamina B colina, un nutriente esencial usado en la construcción de todas las membranas celulares del cuerpo. Dos huevos te aportarán la mitad de la cantidad diaria, solo el hígado de vacuno tiene más. (Y créeme: empezar el día con un pedazo de hígado de vacuno no es muy buena idea.)

Sin embargo, a medida que se van investigando más los mecanismos de nuestros genes de la grasa, el valor de los huevos va creciendo. La deficiencia de colina tiene relación directa con los genes que causan acumulación de grasa visceral, sobre todo en el hígado. (Uno de los motivos por los que los muy bebedores desarrollan el hígado graso es que el alcohol debilita la capacidad del cuerpo de procesar la colina.) Aun así, según la Encuesta General sobre Salud y Nutrición realizada en Estados Unidos en 2005, solo un pequeño porcentaje de los estadounidenses siguen a diario dietas que cumplen la ingesta recomendada por las autoridades sanitarias de 425 miligramos para las mujeres y 550 miligramos para los hombres. Empieza el día con huevos, y disfruta de otras fuentes como la carne magra y el marisco.

Fruta roja
Desactiva los genes de la obesidad

Cada vez hay más estudios que demuestran que algunas frutas son mejores en la lucha contra la grasa de la barriga que otras, y todas tienen algo en común: son rojas o, como mínimo, rojizas. Aquí tienes mis favoritas:

- **Pomelo rojo.** Un estudio de la revista *Metabolism* reveló que tomar medio pomelo antes de las comidas puede ayudar a reducir la grasa visceral y bajar los niveles de colesterol. Los participantes en un estudio de seis semanas que comieron pomelo en todas las comidas redujeron la cintura hasta 1 pulgada. Los investigadores atribuyen los efectos a una combinación de fitoquímicos (cuanto más color tenga la fruta, más fitoquímicos, por eso el rojo rubí gana al blanco) y la vitamina C del pomelo.
- **Guindas.** Las cerezas son deliciosas, un tentempié rico en fitonutrientes. Sin embargo, la auténtica bomba es la guinda: no la que estás acostumbrado a ver todos los veranos a montones en el supermercado. Las guindas se cultivan en muy pocos sitios, por lo que casi siempre las encontrarás deshidratadas, congeladas o en lata. Vale la pena buscarlas porque es una fruta con superpoderes. Un estudio de doce semanas en la Universidad de Michigan descubrió que las ratas que se alimentaban de guindas presentaban un 9 % más de reducción de grasa de la barriga respecto de las ratas que seguían una dieta estándar. Además, los investigadores se percataron de que las guindas tenían una gran

habilidad para alterar la expresión de los genes de la
grasa.

- **Frambuesas, fresas, arándanos.** Están llenos de polifenoles, unas potentes sustancias químicas naturales que pueden conseguir que deje de formarse grasa. En un estudio reciente de la Universidad de la Mujer de Texas, los investigadores descubrieron que si daban a los ratones tres raciones diarias de frutos del bosque, la formación de células de la grasa disminuía hasta en un 73 %. Otro estudio de la Universidad de Michigan descubrió que las ratas que tomaban arándano en polvo mezclado con la comida tenían menos grasa abdominal al cabo de noventa días que las que seguían una dieta sin frutos del bosque. («¡Eh, David, dijiste fruta roja!» Sí, pero exprime un arándano y verás de qué color se te tiñen los dedos. De rojo. Ahí lo dejo.) Los arándanos son una de las mejores fuentes de resveratrol, un nutriente que también se encuentra en el vino tinto y la uva roja, que tiene efectos beneficiosos en los mecanismos epigenéticos que activan el aumento de peso y el hígado graso.

- **Manzanas Pink Lady.** Las manzanas son una de las mejores fuentes de fibra, lo que significa que deberías comerlas siempre que puedas. Un estudio reciente del Centro Médico Wake Forest Baptist descubrió que por cada 10 gramos más de fibra soluble consumida al día, la grasa visceral se reducía en un 3,7 % en cinco años. Y un estudio de la Universidad de Australia Occidental descubrió que la variedad Pink Lady tenía el mayor nivel de flavonoides antioxidantes de todas las manzanas.

- **Sandía.** Una investigación de la Universidad de Kentucky demostró que comer sandía puede mejorar el perfil de lípidos y reducir la acumulación de grasa. Además, un estudio con atletas de la Universidad Politécnica de Cartagena descubrió que el zumo de sandía ayudaba a reducir el dolor muscular, una buena noticia si estás siguiendo los entrenamientos CERO BARRIGA.
- **Ciruelas, melocotones y nectarinas.** Nuevos estudios de la Agencia de Investigación AgriLife de Texas apuntan que las ciruelas, los melocotones y las nectarinas pueden ayudar a prevenir el síndrome metabólico, un nombre bonito para la combinación de grasa en la barriga, colesterol alto y resistencia a la insulina. Las propiedades de reducción de la barriga de la fruta con hueso pueden deberse a los potentes compuestos fenólicos, que pueden modular la expresión de los genes de la grasa. (Además, resulta que esas frutas son de las que menos cantidad de azúcar contienen.)

EL ACEITE DE OLIVA Y OTRAS GRASAS SALUDABLES
Vence al hambre

Aunque parezca ilógico añadir grasa a una comida si estás intentando perder grasa, comer una ración moderada de grasas no saturadas, como las que contienen el aceite de oliva, los aguacates y los frutos secos, puede prevenir los antojos y mantenerte saciado porque regula las hormonas del hambre. Un estudio publicado en *Nutrition Journal* descubrió que los participantes que comían medio aguacate fresco en la comida declaraban tener un 40 % menos de ganas de comer durante las horas posteriores.

Como recordarás de un capítulo anterior, cuando los investigadores de la Universidad de Uppsala dieron a algunos sujetos magdalenas hechas con grasas saturadas, y a otros magdalenas hechas con grasa poliinsaturada, los que comieron el primer tipo de magdalenas aumentaron principalmente la grasa abdominal. Es la primera investigación llevada a cabo en seres humanos que demuestra que la composición de la grasa en la comida realmente influye en los niveles de colesterol y en dónde se almacenará la grasa en tu cuerpo.

Cambiar el tipo de grasa en la dieta también te ayudará a aumentar la ingesta de ácidos grasos omega-3, además de reducir las grasas omega-6 (que contienen el aceite vegetal y los fritos); está demostrado que aumentar la cantidad de omega-3 en vez de omega-6 mejora la salud metabólica y reduce la inflamación. Incluirás un poco de grasa saludable en cada una de tus comidas CERO BARRIGA.

➡ **Los favoritos** CERO BARRIGA: *aceite de oliva virgen extra, aceite de coco extra, aguacates, nueces, anacardos, almendras, mantequilla de almendra, salmón salvaje, sardinas, linaza molida, semillas de chía.*

LEGUMBRES, ARROZ INTEGRAL, AVENA Y OTRAS BUENAS FIBRAS SALUDABLES
Desactiva los genes de la diabetes

Los cereales tienen mala fama debido a su contenido en carbohidratos. Hoy en día, cada vez más estudios examinan los efectos del gluten, la proteína que se encuentra en el trigo, no solo como culpable del aumento de peso, sino también por los posibles efectos en la salud a largo plazo, como el Alzheimer y las enfermedades cardíacas. (En un capítulo anterior mencioné cómo el gluten del trigo puede tener un efecto adverso en la salud intestinal, aunque no seas intolerante a esta proteína.) Sin embargo, no todos los cereales se crean de la misma manera. Los cereales integrales sin gluten como la quinoa contienen un nutriente llamado betaína, un aminoácido que tiene una influencia positiva en el mecanismo genético de la resistencia a la insulina y la grasa visceral.

Por eso quiero que dejes de pensar en «cereales» o «carbohidratos» y empieces a pensar en fibra saludable. Las fuentes adecuadas de fibra proporcionan energía a tu cuerpo y ayudan a alimentar la masa muscular, así como a mantenerte saciado todo el día. Además de aportar fibra, alimentos CERO BARRIGA como las judías, las lentejas, la avena, la quinoa y el arroz integral contienen magnesio y cromo, dos nutrientes de vital importancia que combaten el cortisol (una hormona del estrés que dirige la grasa para que se acumule alrededor de la cintura) y mantiene baja la producción de insulina (unos niveles altos de esta hormona también fomentan que la grasa se acumule alrededor de la barriga).

La fibra insoluble que se encuentra en las judías y en los cereales que no son el trigo ayuda a alimentar a las bacterias buenas del intestino que mejoran las opciones de mantenerse delgado. Cuando las bacterias se alimentan de esta fibra, producen una sustancia llamada butirato, un ácido graso que ayuda a neutralizar los genes de la diabetes y la inflamación. Piensa en cada judía o lenteja como el equivalente de una pastillita para perder peso. No se aleja mucho de la verdad.

5 FORMAS RÁPIDAS DE MATAR LOS ANTOJOS

Puede que pierdas más peso si ejercitas una parte de tu cuerpo a menudo olvidada: las papilas gustativas.

Por lo menos eso creen los investigadores de la Universidad Deakin. Su nuevo estudio publicado en la revista *Appetite* apunta que las personas con un «umbral bajo de gusto por la grasa» son más propensos a comer en exceso porque tienen dañadas las señales de saciedad que suelen ir asociadas a una comida abundante.

Sin embargo, hay pruebas que indican que comer sano es una experiencia muy sensorial, y que todo, desde el color de los platos hasta los sonidos de la habitación, puede incentivar una comilona sin sentido. Aquí tienes cinco maneras de evitar comer en exceso:

Cena a la luz de las velas

Tomarse un tiempo para crear el ambiente adecuado puede aumentar la satisfacción con la comida y disminuir las probabilidades de comer en exceso. Un estudio de restaurantes de comida rápida publicado en la revista *Psychological Reports* descubrió que los clientes que cenaban en un ambiente relajado con una luz tenue y una música suave comían 175 calorías menos por comida que si se encontraban en un entorno más típico de un restaurante.

Usa platos que contrasten

Un estudio publicado en *Journal of Consumer Research* descubrió que los participantes que veían menos contraste entre la comida y los platos (por ejemplo, unos espaguetis blancos sobre un plato blanco) se servían un 22 % más de pasta que los participantes que utilizaban platos de colores vivos.

Mastica dos veces

La gente que dobla el número de veces que mastica antes de tragar come un 15 % menos y 112 calorías menos durante una comida, según un estudio de *Journal of the Academy of Nutrition and Dietetics*. Eso suma un ahorro de 300 calorías durante un día, un déficit suficiente para perder con facilidad 250 gramos por semana.

Añade hierbas aromáticas

Un estudio de la revista *Flavour* reveló que los participantes en la investigación comían bastante menos postre si olía mucho a vainilla que el mismo postre con un aroma más suave. Añadir hierbas frescas y especias es una manera fácil de enviar el mensaje a nuestros cerebros de que estamos muy alimentados, y de tomárselo con calma en la mesa.

Desconecta

Las personas que comen mientras ven la televisión, escuchan música o leen consumen un 10 % más de una sentada que si no lo hicieran, según un estudio publicado en *American Journal of Clinical Nutrition*. De hecho, las personas que se distraen comiendo acaban consumiendo hasta un 25 % más de calorías en total a lo largo del día. ¡Enviar mensajes de texto mientras comes puede ser igual de peligroso que hacerlo mientras conduces!

Las legumbres —como las judías, los guisantes y las lentejas— son ricas en almidón resistente, que tiene un efecto muy parecido en los niveles de azúcar en sangre porque pasa por el cuerpo sin digerir como la fibra, de manera que alimenta a las bacterias sanas que se encuentran al final del tracto digestivo. Un estudio descubrió que la gente que tomaba unos 4 onzas de judías a diario pesaba 6 libras menos que los que no lo hacían, aunque los que comían judías consumían de media 199 calorías más al día. Además, las legumbres están llenas de proteínas que forman músculo y de folato, una vitamina esencial del grupo B. Las variedades en lata, que han estado en remojo lo suficiente para estropear gran parte de los oligosacáridos responsables de los gases, te darán menos problemas. Busca judías envasadas donde ponga «sin bisfenol A», que significa que reducirás la exposición a una sustancia química que se ha asociado con el aumento de peso.

➡ **Favoritos** CERO BARRIGA: *judías pintas y garbanzos en conserva; lentejas verdes francesas; guisantes; cacahuetes y mantequilla de cacahuete; avena a la antigua (no instantánea); quinoa; arroz integral.*

Proteína vegetal adicional
Potencia el metabolismo

Hace una década, cuando escribí *La dieta abdominal*, ya era un gran defensor de la proteína en polvo, y la recomendaba desde el principio como una manera de quemar calorías y formar músculo. Sin embargo, ese programa se centraba en la proteína del suero, y a medida que los estudios van destacando la importancia de la salud intestinal —y cada vez más gente tiene problemas de digestión relacionados con los lácteos—, he descubierto una alternativa mucho más agradable para el estómago.

La proteína vegetal en polvo es una alternativa baja en azúcar y rica en fibra a los populares suplementos basados en lácteos. Yo engullí batidos de suero durante años y me asombró hasta qué punto me sentía más ligero y delgado cuando cambié a una mezcla de base vegetal. Un estudio de la Universidad de Tampa que comparaba la proteína vegetal con el suero descubrió que era igual de eficaz para cambiar la composición corporal y potenciar la recuperación y el crecimiento muscular. Sin embargo, dado que contiene menos azúcar y un perfil de grasa más sano, la proteína de base vegetal también mejorará tu salud intestinal además de ofrecer combustible a los músculos. Las proteínas de cáñamo, arroz y guisante son buenas opciones; aun así, será mejor que te asegures de que obtienes una proteína completa con un perfil completo de aminoácido, por eso un batido que combine las tres es perfecto.

➡ **Favoritos** CERO BARRIGA: *Vega One All-in-One Nutritional Shake; Vega Sport Performance Protein; Sunwarrior Warrior Blend.*

CARNE MAGRA Y PESCADO
Crea músculo y desactiva los genes de acumulación de la grasa

La proteína es la criptonita de la grasa de la barriga, y la base de una CERO BARRIGA plana y tonificada. Cuando comes proteína, el cuerpo necesita gastar muchas calorías en la digestión, unas 25 por cada 100 calorías que comes (comparado con las 10-15 calorías en el caso de las grasas y los carbohidratos). Además, la proteína sacia más. Un estudio publicado en *American Journal of Clinical Nutrition* demostró que una comida rica en proteínas, a diferencia de una rica en carbohidratos, aumenta la sensación de saciedad al reprimir la hormona grelina que estimula el hambre.

Tal vez sientas la tentación de recurrir a una de esas caras barritas proteicas en vez de sentarte a comer algo decente, pero el efecto no es el mismo. No solo estás tomando mucho azúcar extra y productos químicos, tampoco consigues los mismos efectos contra la grasa. Los estudios demuestran que el cuerpo quema más calorías digiriendo alimentos enteros que alimentos procesados. Además, las carnes magras son una fuente clave de colina, un nutriente que ayuda a desactivar los disparadores genéticos que causan el hígado graso —una nueva epidemia ligada a la grasa visceral—, además de metionina y vitamina B_{12}, que desconecta los genes asociados a la diabetes y el aumento de peso.

➡ **Favoritos** CERO BARRIGA: *pechuga de pollo sin piel y deshuesada, pavo magro (94 % magro), carne de res magra, cordero, salmón salvaje, gambas, bacalao, atún, fletán, reloj anaranjado, pescado de agua dulce como el lucio o el pez luna.*

VERDURAS DE HOJA, TÉ VERDE Y VERDURA DE COLOR INTENSO
Detiene la inflamación y desactiva los genes de acumulación de la grasa

Los alimentos con una baja densidad de energía como la verdura son cruciales para la dieta CERO BARRIGA porque añaden a las comidas nutrientes esenciales, fibra que sacia y volumen, todo ello a cambio de relativamente pocas calorías. Los colores intensos indican que la verdura es rica en polifenoles, unos micronutrientes que ayudan a controlar la inflamación causada por la dieta. El té verde contiene catequinas, de las cuales algunas pueden «desactivar» los disparadores genéticos de la diabetes y la obesidad. Y la verdura, sobre todo la de hoja, tiene una carga glucémica muy baja, lo que implica que llenan el cuerpo de nutrientes sin generar un pico en el azúcar en sangre.

Una investigación de la Universidad de Otago descubrió que los participantes se sentían más felices, tranquilos y positivos los días en que consumían fruta y verdura. Además, un estudio de la Universidad de Vanderbilt confirmó que las personas que consumían tres o más raciones de zumo de fruta y verdura todas las semanas tenían un 76 % menos de probabilidades de desarrollar señales de Alzheimer durante diez años que los que bebían menos de una ración por semana.

El nutriente clave en la verdura de hoja es el folato, una vitamina B que se ha asociado a todo: desde elevar el ánimo hasta combatir el cáncer. También es una llave que bloquea los genes relacionados con la resistencia a la insulina y la formación de células de la grasa. «Las vitaminas del grupo B desempeñan un papel muy importante en la epigenética, sobre todo la B_{12} y el folato», dice el doctor Schalinske de la Universidad Estatal de Iowa.

Entonces ¿en qué verduras con hoja deberías centrarte? Un estudio de 2014 en la Universidad William Paterson clasificó las verduras según su densidad en nutrientes, basándose en los niveles de diecisiete nutrientes distintos, sobre todo el folato, que se ha asociado a la mejora de la salud cardiovascular. Por increíble que parezca, los primeros dieciséis eran todas verduras de hoja, la posición diecisiete la ocupaba el pimiento rojo.

VERDURA	ÍNDICE DE DENSIDAD EN NUTRIENTES
Berro	100
Col china	91,99
Acelga	89,27
Remolacha verde	87,08
Espinacas	86,43
Achicoria	73,36
Lechuga de hoja verde	70,73
Perejil	65,59
Lechuga romana	63,48
Repollo verde	62,49
Grelos	62,12
Endivia	60,44
Cebollino	54,80
Col rizada (kale)	49,07
Diente de león	46,34

Por cierto, las que no aparecen en la lista son las verduras de raíz blanca como las patatas, el nabo o la chirivía. Tienen un contenido bajo en fitonutrientes y alto en almidón, así que no han sido invitadas a la fiesta CERO BARRIGA. Tampoco están incluidas en este programa verduras básicas como el brócoli, la coliflor, la calabaza y las coles de Bruselas. Estas verduras crucíferas pueden provocar hinchazón y gases, sobre todo cuando se comen crudas. No digo que no las comas si te gustan, pero no deberían constituir la base de tu dieta.

➡ **Favoritos** CERO BARRIGA: *berro, col china, espinacas, lechuga romana, col rizada, acelgas, zanahorias, calabacines, pimiento rojo, tomates pera, verduras mezcladas, hierbas de hoja verde (perejil, orégano, albahaca).*

Tus especias y sabores favoritos
Desactiva los genes de la inflamación y el aumento de peso

Encuesta rápida: ¿Qué es la piperina?

☐ El sobrenombre de la hermana de Kate Middleton.

☐ Un compuesto que se encuentra en el sudor de los miembros del coro de Gladys Knight, «la Emperatriz del Soul».

☐ Algo que se ponen los flautistas en los labios para que no se les agrieten.

☐ Un superalimento secreto que procede de la especia más modesta.

Nuevos estudios han demostrado que la piperina —que se libera cuando el camarero de ese restaurante de moda utiliza el molinillo gigante de pimienta delante de ti— tiene unos poderes mágicos impresionantes. En estudios realizados con animales se ha demostrado que la piperina combate la depresión, la inflamación y la artritis y potencia la acción de otros nutrientes. En estudios con humanos se ha demostrado que mejora la capacidad de conseguir un bonito bronceado pasando menos tiempo al sol. ¿Quién iba a decir que todo eso podía salir de un simple molinillo de pimienta?

Desde el punto de vista culinario, la excelencia siempre ha estado en los detalles. Lo que hace que alguien gane un concurso de cocina no es su capacidad para deshuesar un pato con un cuchillo, sino conocer la magia de las hierbas y las especias y encontrar el equilibrio adecuado para cada alimento.

Hace tiempo que las especias se usan como armas para controlar el sodio en la lucha contra la tensión alta. Un reciente estudio de la conducta enseñó a los adultos a alegrar las comidas con hierbas y especias en vez de hacerlo con sal. Los sujetos redujeron casi 1.000 miligramos de sodio al día en sus ingestas, ¡que es más sal de la que contienen cinco bolsas de Doritos!

Los estudios demuestran que las hierbas, las especias y los condimentos añaden sabor extra a las comidas y ayudan a reducir la ingesta de sal. Las semillas de mostaza amarilla tienen niveles altos de unos compuestos anticancerígenos llamados glucosinolatos; la canela se ha asociado a una mejora en la reacción a la insulina; los compuestos de la cúrcuma y el rábano picante influyen en la conducta de los genes que acumulan la grasa, y el jengibre contiene niveles muy elevados de fitonutrientes que mejoran la salud. Balance final: añadir especias amarillas, negras y marrones a las comidas potencia los beneficios para la salud, además de calmar el deseo de más sal y azúcar.

Luego está el chocolate. Los beneficios del chocolate negro no tienen fin: claridad mental, menos presión arterial, menos apetito. Un estudio reciente descubrió que un tipo concreto de antioxidante del cacao prevenía que los ratones de laboratorio tuvieran exceso de peso y reducían los niveles de azúcar en sangre. Otro estudio de la Universidad Estatal de Luisiana descubrió que los microbios del estómago fermentan el chocolate y potencian la producción en el cuerpo de compuestos polifenólicos saludables para el corazón, incluido el butirato, un ácido graso que ralentiza la conducta de los genes asociados a la resistencia a la insulina y la inflamación. (Añade fruta al chocolate para potenciar la fermentación y la liberación de los compuestos.) Sin embargo, asegúrate de escoger el tipo de chocolate adecuado: búscalo con un contenido de cacao de cómo mínimo el 70 % y aléjate del cacao procesado, pues se destruye el 77 % de los compuestos sanos del chocolate.

➡ **Favoritos** CERO BARRIGA: *mostaza amarilla, pimienta negra, cúrcuma, canela, vinagre de manzana, chocolate negro con un contenido de cacao de como mínimo el 70 %.*

¡OMEGAS!

La buena salud depende de un buen equilibrio de los ácidos grasos omega. Mal vas si tu dieta tiene el mismo equilibrio que un niño en una atracción de feria.

ALIMENTOS CON MÁS OMEGA-3 [mg de omega-3 / ración (1 onza)]	
Aceite de linaza	14.925
Semillas de linaza	6.388
Semillas de chía	4.915
Aceite de nuez	2.912
Nueces	2.542
Orégano seco	1.170
Salmón	600
Arenque	488
Pescado blanco	449
Boquerones	414
Atún en lata	266
Ostras	188
Mostaza amarilla	137

ALIMENTOS CON MÁS OMEGA-6 [mg de omega-6 / ración (1 onza)]	
Aceite de cártamo	20.892
Aceite de semilla de uva	19.485
Aceite de girasol	18.397
Aceite de semillas de amapola	17.467
Aceite vegetal	16.163
Aceite de semilla de algodón	14.421
Aceite de soja	14.361
Aceite de sésamo	11.565
Mayonesa	11.359
Pipas de girasol	11.565
Margarina	11.359
Aceite de cacahuete	9.136
Aliño de la ensalada César	8.112

Los datos científicos sobre los ácidos grasos omega son confusos, pero es crucial comer adecuadamente para conseguir el equilibrio correcto. Los ácidos grasos omega-3 y omega-6 son «ácidos grasos esenciales», lo que significa que los necesitamos para sobrevivir pero nuestro cuerpo no los crea de forma natural, solo podemos obtenerlos gracias a la comida. Nos ha funcionado bien desde que éramos neandertales, porque la naturaleza ofrece un equilibrio de omega-3 (de la carne, el marisco, los frutos secos y las verduras de hoja) y omega-6 (de los cereales, semillas y frutos secos).

Por desgracia, ya no hacemos incursiones en el bosque, y lo que comemos ya no se acerca a lo que la naturaleza pretendía ofrecernos. Antes comíamos a razón de 1:1, ahora nuestra ingesta de omega-6 y omega-3 es de como mínimo 20:1. Aquí tienes la explicación de por qué es malo:

Los ácidos grasos omega-6 son proinflamatorios. La inflamación es importante con moderación, pues ayuda a proteger nuestro cuerpo de infecciones y heridas, pero en exceso puede provocar daños graves a nuestros órganos y ayuda a contraer enfermedades, entre ellas la obesidad, la diabetes y la depresión. Un estudio reciente de la Universidad de Carolina del Sur incluso descubrió que los sujetos que tomaban una gran cantidad de ácidos grasos omega-6 corren el doble de riesgo de deprimirse que aquellos otros con un equilibrio de omega-6 y omega-3. Los ácidos omega-6 se encuentran principalmente en aceites derivados de semillas como el girasol y el maíz.

Los ácidos grasos omega-3 son justo lo contrario. Son antiinflamatorios. Se encuentran de forma natural en alimentos como el pescado, el marisco, los frutos secos y las verduras de hoja, y está demostrado que ayudan a regular el colesterol, la artritis, el asma, el trastorno por déficit de atención e hiperactividad, la enfermedad de Alzheimer y, en efecto, también disminuyen los efectos de la depresión.

Dado que la mayoría de los estadounidenses comen veinte veces más ácidos omega-6 que omega-3, muchos expertos en dietética recomiendan acercarse a una proporción 10:1, pero yo creo que podemos y deberíamos hacerlo mejor. Una reseña reciente de varios estudios en la revista *Biomedicine and Pharmacotherapy* descubrió que una proporción de 4:1 se asociaba a un descenso del 70 % en la mortalidad total. Al comer alimentos CERO BARRIGA, sobre todo huevos, carnes magras y verdura de hoja, conseguirás o superarás esta proporción sin ni siquiera pensar en ello. No obstante, para conseguir una protección extra, añade unas semillas de linaza o de chía en los batidos, las ensaladas o la harina de avena de vez en cuando, y toma un par de raciones de pescado por semana. Es lo único que se necesita para conseguir el equilibrio perfecto.

También es muy importante ser consciente de lo fácil que es tomar una sobredosis de omega-6, sobre todo si te gustan los fritos. El cuadro de las páginas 141-142 indica las mejores fuentes de omega-3 y omega-6.

Por supuesto, seguramente no quedas con tus amigos en el bar para tomar unos tragos de aceite de linaza. Entonces ¿cómo se introducen en tu vida los aceites ricos en omega-6? Principalmente por los fritos y los productos de repostería, sobre todo en restaurantes.

¡HAZLO ESPECIAL!

Investigaciones recientes demuestran que algunas hierbas y condimentos pueden atacar la grasa visceral y, al mismo tiempo, reducir la hinchazón. ¡El especiero es un utensilio para luchar contra la grasa!

JENGIBRE
No puedo confirmar si Confucio tenía el estómago como una tableta de chocolate, pero cuenta la leyenda que el filósofo chino tomaba jengibre con todas las comidas. Ahora la ciencia apunta que el jengibre puede mejorar una serie de síntomas gastrointestinales. Además de curar el dolor de barriga, un estudio publicado en *Journal of Gastroenterology and Hepatology* sugiere que el jengibre podría tener una capacidad única para acelerar el vaciado gástrico. El jengibre recién ralla-

do está delicioso en marinados y aliños de ensalada, pero también puedes tomar un té de jengibre a modo de digestivo calmante.

PIMIENTA NEGRA

La pimienta negra se ha usado durante siglos en la medicina oriental para tratar multitud de dolencias, incluidas la inflamación y los problemas de barriga. Estudios recientes con animales han demostrado que la pimienta también puede tener una gran capacidad de interferir en la formación de nuevas células de la grasa, lo que provoca una disminución del tamaño de la cintura, la grasa corporal y los niveles de colesterol. Condimenta la carne y las ensaladas con un poco de pimienta, tu cintura te lo agradecerá.

CANELA

La canela contiene unos potentes antioxidantes llamados polifenoles que está demostrado que alteran la composición corporal y mejoran la sensibilidad a la insulina. Un estudio con animales publicado en *Archives of Biochemistry and Biophysics* demostró que añadir canela dietética reducía la acumulación de grasa en la barriga. Y una serie de estudios publicados en *American Journal of Clinical Nutrition* descubrieron que añadir una cucharadita colmada de canela a una comida con mucho almidón podía ayudar a estabilizar el azúcar en sangre y prevenir los picos de insulina. Espolvorea esta especia en los cereales que tomas por la mañana y los batidos para conseguir una cintura más pequeña, menos antojos y controlar el apetito.

CILANTRO

Considera el cilantro una versión más sabrosa y barata de un medicamento para el estómago. Derivado de las semillas, el cilantro contiene una mezcla única de aceite (concretamente, linalol y acetato de geranilo) que funciona como medicamento sin receta para relajar los músculos digestivos y aliviar un intestino hiperactivo. Un estudio publicado en la revista *Digestive Disea-*

ses and Science descubrió que los pacientes con el síndrome del colon irritable se beneficiaban de tomar cilantro durante ocho semanas, en comparación con un placebo. Los platos étnicos que utilizan mucho cilantro pueden dañar el estómago, pero puedes añadir la especia a marinadas, aliños de ensaladas y sopas para obtener beneficios CERO BARRIGA.

SEMILLAS DE MOSTAZA

Añade mostaza a tus comidas y verás cómo quemas, ¡literalmente! Científicos del Instituto Politécnico de Oxford (Inglaterra) descubrieron que comer una cucharadita de mostaza preparada (unas 5 calorías) puede potenciar el metabolismo hasta en un 25 % durante varias horas. No solo eso; un estudio publicado en *Asian Journal of Clinical Nutrition* descubrió que el tejido adiposo visceral de las ratas alimentadas con una dieta de manteca pura disminuía cuando se añadía aceite de mostaza. Los beneficios CERO BARRIGA se pueden atribuir a los isotiocianatos de alilo, los fitoquímicos que dan a la mostaza su sabor característico. Solo asegúrate de que añades una variedad pura y baja en calorías (semillas de mostaza y vinagre). Eso implica evitar todo lo que sea amarillo fluorescente o tenga base de miel.

CAYENA

Un estudio publicado en *American Journal of Clinical Nutrition* descubrió que el consumo diario de capsaicina, un compuesto químico que hace que la cayena pique, mejora la pérdida de grasa abdominal. Un segundo estudio de investigadores canadienses descubrió que los hombres que comían entrantes picantes consumían 200 calorías menos en las comidas que los que no lo hacían. La capsaicina se encuentra en la salsa picante, pero un par de virutas de algunas variedades populares pueden proporcionar casi un 20 % de tu límite de sodio diario. Para darle un empujón menos agresivo y sin sal, prueba a sazonar el pescado, las carnes y los huevos con una pizca de cayena.

Este completo inventario de ingredientes es todo lo que necesitas para desatar el poder de los alimentos CERO BARRIGA: reiniciar tus genes de la grasa, reducir la hinchazón y la inflamación, potenciar el metabolismo y empezar a perder peso rápido, primero de la barriga. Con esta útil lista lo tendrás todo para crear las bebidas, tentempiés y comidas que incluye este programa. Son los alimentos más sanos del mundo. Si quieres puedes hacer tu versión de las recetas, crearte un menú y adaptar la lista de la compra.

TIENDA DE SUPLEMENTOS U ONLINE
Mezcla de proteínas vegetales en polvo

Las proteínas del cáñamo, el guisante y el arroz son alternativas fantásticas al trigo. Sin embargo, lo mejor es una mezcla, pues garantiza que estás obteniendo un perfil completo de aminoácidos. En cuanto al sabor, se recomienda la vainilla para la mayoría de las recetas de bebida CERO BARRIGA. Busca una marca con como mínimo 15 gramos de proteínas por cucharada.

Marcas recomendadas:
- Vega One, All-in-One Nutritional Shake
- Vega Sport, Performance Protein
- Sunwarrior, Warrior Blend

LÁCTEOS
Leche de almendra sin azúcar
Huevos orgánicos

PRODUCTOS
Manzanas
  (Pink Lady, a ser posible)
Rúcula
Espárrago
Aguacate
Espinacas baby
Plátanos
Pimiento rojo
Arándanos
  (frescos o congelados)
Zanahorias
Apio
Pepino
Hinojo
Ajo
Jengibre
Jalapeño
Col rizada (kale)
Limón
Lechuga (romana)
Lima
Setas
Cebolla (blanca, roja)
Frambuesas
  (frescas o congeladas)
Cebollino
Fresas
  (frescas o congeladas)
Maíz
Boniatos
Tomates
Calabacín

CONDIMENTOS
Aceite de oliva virgen extra
Vinagre de manzana
Mostaza de Dijon o picante
  (0 g de azúcar)

FRUTOS SECOS
Nueces (crudas, sin sal)
Almendras (crudas, sin sal)
Anacardos (crudos, sin sal)
Avellanas (crudas, sin sal)
Mantequilla de almendra natural
  (los únicos ingredientes debe-
  rían ser almendras y sal)
Mantequilla de cacahuete natural
  (los únicos ingredientes debe-
  rían ser cacahuetes y sal)

CONSERVAS
Corazones de alcachofa
Pimientos chiplote
Aceitunas de Kalamata
Atún blanco (al natural)
Tomates secos
Tomates enteros pelados sin sal

DESPENSA
Bicarbonato para hornear
Azúcar moreno
Aceite de coco virgen extra
Aceite de oliva virgen extra
Miel

Mirin (vino de arroz japonés endulzado)
Vinagre de manzana crudo
Pasta de curri rojo
Vinagre de vino tinto
Salsa de soja baja en sodio
Sake
Salsa tailandesa sriracha
Cacao en polvo sin azúcar

HIERBAS Y ESPECIAS
Pimienta negra
Cayena
Cilantro
Canela
Comino
Laurel seco
Orégano
Romero
Sal
Tomillo

CEREALES
Arroz largo integral
Quinoa
Copos de avena

LEGUMBRES
Frijoles negros
Garbanzos
Lentejas verdes
Judías blancas
Judías pintas

PROTEÍNAS
Pavo 94-99 % magro
Pechuga de pollo (deshuesada, sin piel)
Fletán
Filete de la falda
Gamba
Salmón ahumado
Salmón salvaje

EXTRAS
Salsa
Semillas de linaza
Chocolate negro, contenido de cacao mínimo 70 %
Virutas de chocolate semidulces
Humus
Bolsas de té verde
Semillas de chía
Galletas saladas sin gluten

6

El plan de comidas cero barriga

Cómo y cuándo comer para quemar grasa y crear músculo, todos los días del año

Considera los capítulos anteriores la primera mitad de una película de superhéroes. Has visto al malo y conoces su malvado plan para dominar el mundo. Has conocido a los buenos, sabes de sus superpoderes y has entendido por qué son la mejor opción para salvar el universo.

Ha llegado el momento de que empiece la batalla.

Este programa recoge toda la información de los capítulos anteriores y la reduce a un sencillo plan de acción que será más fácil, delicioso y eficaz de lo que jamás has imaginado. Aquí tienes cómo poner el piloto automático en tu viaje hacia la pérdida de peso.

Norma 1. CÉNTRATE EN LOS TRES GRANDES

La comida puede resultar confusa. Lo sé porque llevo más de dos décadas estudiando la salud, la nutrición y la pérdida de peso y aún no sé qué llevan muchos aperitivos. (Aunque, para ser justos, la mayor parte de su contenido en realidad no es «comida». Solo sé que si existiera una ley que protegiera realmente la verdad en los anuncios, no los llamarían «aperitivos».)

Uno de mis principales objetivos al escribir *La dieta cero barriga* es simplificar, simplificar y simplificar, y facilitar lo máximo posible el comer sano. Quizá no haya una manera más sencilla de juzgar si una comida o un tentempié es sano que haciéndose tres sencillas preguntas:

¿Dónde está la proteína?
¿Dónde está la fibra?
¿Dónde está la grasa sana?

Haz un plato que contenga los tres elementos y te garantizo que estarás más cerca de tener un cuerpo más delgado y sano que aproveche al máximo su programación genética. Si tomas los tres de una sentada significa que estás alimentando los músculos, que tomas una comida que se absorbe con lentitud y controla el hambre, que maximizas la absorción de nutrientes en la comida para lograr una influencia positiva en tu genética, y que le das un golpe de gracia al colesterol y al azúcar en sangre elevado. Los tres macronutrientes también te ayudarán a eliminar los carbohidratos, las grasas saturadas, los azúcares añadidos y otras cosas que quiero que prohíbas en el plan CERO BARRIGA. Aquí tienes el desglose:

Proteína. La proteína te ayuda a quemar grasa de tres maneras. Primero, es la base del músculo, y ya sabes que el músculo quema grasa. Al alimentar los músculos les ayudas a crecer y a combatir las fuerzas de la carnosidad. En segundo lugar, el mero acto de comer proteína ya quema calorías. Hace falta más que el beso de una princesa para que una rana —o una vaca, un cerdo, o el pollo, o una nuez o una judía— se convierta en un ser humano. Aproximadamente un 25 % de las calorías que comes en forma de proteína se queman digiriendo la proteína en sí (los carbohidratos y la grasa no queman más de un 10-15 % de las calorías). Y tercero, la proteína te mantiene más tiempo lleno, en parte porque el intenso proceso digestivo hace que tu cuerpo perciba que estás saciado. En un estudio de 2013 publicado en la revista *Appetite*, un grupo de mujeres comieron meriendas con un contenido bajo, moderado o alto en fibra. Las que comieron más proteína tenían menos hambre y esperaban más a volver a comer que las que ingirieron meriendas bajas en proteínas.

Fibra. Tal y como mencioné en el capítulo anterior, quiero que dejes de pensar en «carbohidratos buenos o malos» y empieces a centrarte en la fibra. Si comes fibra, comes frutos secos y semillas, fruta y verdura, judías y otras legumbres y cereales integrales, significa que llenas el día de alimentos ricos en folato, vitamina B_{12}, betaína, resveratrol y sulforafano, todos ellos nutrientes imprescindibles que influyen en el nivel de actividad de nuestros genes de acumulación de la grasa. La fibra también permite que las bacterias intestinales produzcan el ácido graso butirato, que influye en el comportamiento de los genes asociados a la resistencia de la insulina y la inflamación.

La fibra cumple otras funciones adicionales para mantenernos delgados, pero la más fascinante es la capacidad para suprimir el apetito. En la primavera de 2014, un equipo internacional de investigadores identificó una molécula contra el apetito llamada acetato que se libera de forma natural cuando se digiere la fibra. Luego el acetato viaja hasta el cerebro, donde emite una señal para que dejemos de comer.

Algunos científicos creen que la reducción radical de la fibra en nuestras dietas tal vez sea el principal factor que contribuye a la crisis de la obesidad. El profesor Gary Frost, del Departamento de Medicina de la Escuela Imperial de Londres, que formó parte del equipo que llevó a cabo el estudio sobre el acetato, calcula que, gracias a la comida procesada, el ciudadano medio occidental ahora come una decimoséptima parte de fibra de la que comían los humanos en la Edad de Piedra. Te dan ganas de ponerte a morder un árbol, ¿verdad?

Grasa saludable. No estoy aquí para hacer de portero de tu boca cada vez que quieras meterle un Whopper, pero sí quiero que entiendas que una hamburguesa, unas patatas fritas y un batido de una cadena de comida rápida tienen mucha grasa, y ninguna saludable. Si quieres una comida o un tentempié CERO BARRIGA, debe contener por lo menos uno de los siguientes ingredientes:

Grasas monoinsaturadas: aceitunas y aceite de oliva; frutos secos (incluidos los cacahuetes) y mantequillas de frutos secos; aguacate; chocolate negro (por lo menos un 72 % de cacao).

Grasas poliinsaturadas: pescado graso como el atún, el salmón, la caballa o las sardinas; semillas de linaza; pipas de girasol; semillas de sésamo; piñones.

Grasas saturadas vegetales: coco (sin azúcar añadido), aceite de coco (no hidrogenado).

Ácidos grasos omega-3: salmón salvaje, atún, sardinas y otros pescados de agua fría; ternera alimentada con hierba; semillas de linaza; nueces; semillas de chía.

Aunque pueda parecer ilógico añadir grasa a una comida cuando estás intentando perderla, tomar una ración moderada de grasas no saturadas, como las que se encuentran en el aceite de oliva, los aguacates y los frutos secos, puede prevenir la aparición de michelines y mantenerte lleno regulando al mismo tiempo las hormonas de la sangre. Tal y como dije con anterioridad, los estudios demuestran que las personas que comen grasas monoinsaturadas, como un aguacate para almorzar, tienen menos ganas de picar entre horas. Además, está demostrado que aumentar la cantidad de ácidos grasos omega-3 en tu dieta y reducir las grasas omega-6 (que se encuentran en aceites vegetales y los alimentos que se fríen con él) mejora la salud metabólica y reduce la inflamación.

Si has prestado atención, habrás notado que existe un alimento sencillo que, comido por separado, te aporta los tres grandes nutrientes en un paquete sencillo y de un bocado. Los frutos secos son ricos en fibra, proteína y grasas saludables, así que añadir un puñado al depósito significa que estás en territorio CERO BARRIGA desde el primer mordisco. Los cacahuetes también funcionan, son buenas fuentes de genisteína y resveratrol, unos potentes desactivadores de genes para combatir la obesidad. Pasa de las mezclas de frutos secos comerciales, que a menudo están cubiertas de aceite, azúcar y sal, y compra frutos secos crudos a granel para ahorrar dinero y calorías. Cuando compres mantequilla de cacahuete o de otros frutos secos, comprueba la lista de ingredientes: no deberían mencionar el azúcar, el aceite o cualquier otro aditivo. Cacahuetes y tal vez un poco de sal, nada más. Si hay algo más en la etiqueta, escoge otra marca.

Contable de 29 años, Bryan estaba contento con su exitosa carrera. Sin embargo, su salud podía mejorar. Con 315 libras y una cintura hinchada de 45 pulgadas, Bryan estaba perdido y no tenía ni idea de lo que era comer sano —y sentirse saciado— de manera sostenible. Había intentado otras dietas, como la de los Weight Watchers, pero se cansó de contar puntos y de la severa restricción de calorías que le hacía sentirse hambriento y derrotado. CERO BARRIGA era el plan perfecto para él. «El programa en realidad te permite comer buena comida. Perdí la hinchazón casi de inmediato», un resultado que Bryan atribuye a las bebidas CERO BARRIGA, ricas en proteína y sin lácteos. «Me encantan. Soy muy goloso, y eran una alternativa increíble a los cuencos de helados que me tomaba.»

Norma 2. TOMA TRES COMIDAS Y UN TENTEMPIÉ AL DÍA

Si quieres estar más delgado y sentirte mejor, necesitas que tu metabolismo no pare de quemar. Eso significa que debes darle a tu organismo el combustible adecuado, y hacerlo a menudo. Con el plan CERO BARRIGA comerás hasta cinco veces al día, incluidas tres comidas completas, como mínimo una bebida CERO BARRIGA y un tentempié por la tarde o la noche (si aún tienes hambre). Existe una base científica que respalda el hecho de que comer más a menudo funciona para mantener el metabolismo en funcionamiento, pero el motivo más sencillo por el que funciona es porque hace algo que muchas otras dietas no consiguen: te mantiene lleno y saciado, lo que reduce la probabilidad de un atracón que eche a perder la dieta o una comida demasiado abundante que te deje hinchado e incómodo.

A continuación tienes dos posibles planes de comidas. Si pretendes seguir los entrenamientos CERO BARRIGA y normalmente haces ejercicio durante el día, disfruta de una bebida CERO BARRIGA como tentempié a media mañana que te proporcione la energía adicional que necesitas para realizar un entrenamiento. Si prefieres hacer ejercicio por la noche, o los días en que no harás deporte, disfruta de tu bebida por la tarde. Un estudio publicado en *Journal of the American Dietetic Association* descubrió que las personas que comían un tentempié a media mañana tenían más tendencia a picar sin pensar durante todo el día, lo que hacía que ingirieran más calorías diarias y comprometían el esfuerzo por perder peso. En cambio, el tentempié de la tarde se asociaba a una ingesta ligeramente mayor de fibra, fruta y verdura.

HORARIO DE MUESTRA: ENTRENAMIENTO AL MEDIODÍA

7.30	Desayuno
10.00	Bebida CERO BARRIGA
12.00	Entrenamiento
13.00	Almuerzo
18.30	Cena
19.30	Tentempié o bebida CERO BARRIGA (opcional)

HORARIO DE MUESTRA: SIN ENTRENAMIENTO

7.30   Desayuno
12.00   Almuerzo
15.30   Tentempié o bebida CERO BARRIGA
18.30   Cena
19.30   Tentempié o bebida CERO BARRIGA (opcional)

¡ÉXITO CERO BARRIGA!

BOB McMICKEN, 51 años
Perdió 24 libras y 6 pulgadas en seis semanas
«Antes del plan CERRO BARRIGA me sentía hinchado y deprimido. Por fin me veo delgado. ¡Y sonrío!»

Esmerado director de una empresa de alimentación y padre de siete hijos, Bob McMicken sabe lo que es el estrés. Con 104 kilos y una cintura peligrosamente grande, sabía que su salud era un gran problema. Cansado de sentirse hinchado y emocionalmente abatido, Bob se comprometió a tomar el control de su salud y se lanzó al plan CERO BARRIGA. Tras unos días de seguir este menú fácil, la hinchazón de Bob fue desapareciendo. En menos de seis semanas, Bob había perdido 11 kilos y 15 centímetros del torso hasta entonces distendido. «Antes de CERO BARRIGA me sentía hinchado, gordo y deprimido —dijo—. Ahora me siento mejor, tengo más energía, ¡y sonrío! Por fin mi camisa favorita vuelve a cubrir la barriga.»

Norma 3. TOMA UNA BEBIDA CERO BARRIGA TODOS LOS DÍAS

Uno de los objetivos de CERO BARRIGA es potenciar al máximo la cantidad de grasa quemada, la formación de músculo, la lucha contra la inflamación y los nutrientes que neutralizan los genes y se introducen en tu cuerpo todos los días. Lo cierto es que hay mucha comida en este programa, así que lo he hecho superfácil para aumentar aún más la magia de la pérdida de peso en forma de bebidas CERO BARRIGA.

Estos batidos solucionan muchos problemas. Primero, están tan ricos y son tan fáciles de preparar que puedes tomarlos para desayunar, como tentempié o incluso de postre. Segundo, garantizan que te sentirás saciado y satisfecho durante todo el día. En un estudio presentado en la Asociación Norteamericana para el Estudio de la Obesidad, los investigadores descubrieron que beber con regularidad sustitutos de las comidas aumentaban las opciones de una persona de perder peso y mantenerlo bajo durante más de un año.

Norma 4. PREPARA ALIMENTOS PODEROSOS PARA
TENER CERO ESTRÉS

Al principio de cada semana prepararás unos cuantos ingredientes CERO BARRIGA básicos en cantidad, incluidos plátanos congelados para los batidos y arroz integral y quinoa para las comidas. Las lentejas también se pueden preparar con antelación, dependiendo de la frecuencia con la que decidas incluirlas en tu plan de comidas. (La verdura y las bebidas hay que prepararlas en el momento de servirlas para evitar la oxidación y mantener las propiedades nutritivas óptimas.) El objetivo general es eliminar el momento en que entras en la cocina y piensas: «Mmm, ¿qué como?», que inevitablemente te lleva a pedir comida por teléfono. Si preparas la cena con antelación, nunca pensarás en qué comer, porque ¡ya lo tendrás hecho!

RECETAS DE PREPARACIÓN CERO ESTRÉS

ARROZ INTEGRAL

Los carbohidratos de liberación lenta como el arroz integral y la quinoa combaten el aumento de peso y la diabetes de tres maneras: son fuentes excelentes de betaína, un nutriente que ayuda a mitigar la acción de los genes relacionados con la resistencia a la insulina; son ricos en fibra, que ayuda a producir butirato, un ácido graso que desactiva los genes relacionados con la inflamación y la resistencia a la insulina, y además proporcionan una energía duradera sin los picos de azúcar en sangre asociados a otros alimentos ricos en carbohidratos.

He descubierto que la manera más fácil de preparar arroz integral en cantidad es hervirlo como la pasta durante la mitad del tiempo de cocción recomendado y luego cocinarlo al vapor hasta que esté tierno.

8 raciones (unas 12 oz)

7 oz de arroz integral largo
1,5 l de agua fría
1 ½ cucharadita de sal

- Lavar el arroz con agua fría durante 30 segundos. Escurrir.
- En una olla grande con una buena tapa y a fuego fuerte, llevar el agua con sal a ebullición. Cuando el agua esté hirviendo, añadir el arroz, remover y tapar parcialmente (no tapar del todo o se derramará el agua) y cocer a fuego medio-alto, como la pasta, durante 30 minutos.
- Escurrir el arroz en un colador, luego volver a ponerlo enseguida en la olla y tapar durante 20 minutos para que el vapor termine de cocer el arroz.

QUINOA

La quinoa es una proteína con un perfil completo de aminoácidos. Es ligera y de textura esponjosa, pero tiene la capacidad de saciarte del cereal integral, y los mismos poderes de neutralización de genes que el arroz integral.

7 oz de quinoa
½ l de agua fría
½ cucharadita de sal

- Lavar la quinoa con agua fría durante 30 segundos. Escurrir y pasarla a una olla mediana.
- Añadir agua y sal y llevar a ebullición.
- Tapar, bajar el calor a medio-bajo y hervir hasta que se absorba el agua, entre 15 y 20 minutos.
- Apartar del fuego durante 5 minutos. Destapar y remover con un tenedor.

LENTEJAS VERDES

Las lentejas son uno de los alimentos CERO BARRIGA preferidos. Una ración de 100 gramos proporciona 3,4 gramos de almidón resistente, un carbohidrato saludable que resiste la digestión completa y potencia el metabolismo. Las lentejas cocidas se conservarán bien en la nevera durante aproximadamente una semana.

Consejo rápido: se puede cocinar así cualquier cantidad de lentejas, solo hay que mantener una proporción del doble de agua que de lentejas.

7 oz de lentejas verdes secas
½ l de agua
1 hoja de laurel, un diente de ajo u otro condimento
¼-¾ cucharadita de sal

* Lavar las lentejas secas en un colador y pasarlas a una olla. Tapar con el agua, la hoja de laurel y los condimentos. Reservar la sal. Que rompa a hervir a fuego medio-alto, luego reducir el calor para mantener una ebullición muy suave. Cocinar, sin tapar, durante 20-30 minutos. Añadir el agua necesaria para que las lentejas queden apenas cubiertas. Estarán cocidas en cuanto estén tiernas y ya no crujan. Escurrir las lentejas y retirar la hoja de laurel o el diente de ajo. Volver a poner las lentejas en la olla y añadir la sal.

VINAGRETA CERO BARRIGA

Existe una investigación en curso que apunta que el vinagre puede ayudar a perder peso al mantener estable el azúcar en sangre. Un estudio realizado a personas prediabéticas descubrió que si se añadían dos cucharadas de vinagre de manzana a una comida rica en carbohidratos se reducía el posterior aumento de azúcar en sangre en un 34 %. Agita esta receta en un bote y tendrás un aliño delicioso y sin aditivos para toda la semana.

8 oz, unas 16 raciones

2.5 oz de vinagre de manzana
5 oz de aceite de oliva virgen extra
1 ½ cucharadita de mostaza de Dijon
1 ½ cucharadita de miel
¼ cucharadita de sal
¼ cucharadita de pimienta negra

- Mezclar los ingredientes en un bote y agitar con energía hasta que emulsionen.
- Guardar en la nevera y agitar antes de servir.

> Por cucharada: 83 calorías, 9 g de grasa, 0 g de fibra, 0 g de proteína

PLÁTANOS CONGELADOS

Además de aportar una deliciosa cremosidad y dulzura natural a las bebidas CERO BARRIGA, varios estudios han demostrado que los plátanos tienen un efecto positivo en la salud intestinal porque aumentan las bacterias buenas de la barriga y ayudan a reducir la hinchazón. Y lo mejor es que resulta facilísimo prepararlos. Recomiendo congelar 10-12 al principio de la semana.

- Pelar con cuidado el plátano para que quede intacto. (No cometas el error de congelar el plátano con piel, que se convertirá en un chaleco antibalas imposible de penetrar.) Tirar la piel y cortar cada plátano por la mitad.

- Poner hasta 12 mitades de plátano pelado en una bolsa de plástico para congelar. Eliminar el aire de la bolsa y sellar bien.
- Los plátanos se conservarán bien en el congelador durante unos meses. Cuando vayas a hacer el batido, saca la bolsa del congelador y toma la cantidad de plátano que necesites.

¡ÉXITO CERO BARRIGA!

ISABEL FIOLEK, 55 años
Perdió 13 libras y 2 pulgadas en seis semanas
«¡Uno de los chicos habituales del gimnasio me llamó flaca y me alegró el día!»

Isabel quería un programa estructurado para perder peso rápido y ponerse en forma para el verano. «Tenía tres bodas, y todos los vestidos me iban pequeños», dijo. El programa en seis semanas CERO BARRIGA fue la solución. El hecho de cocinar una vez por semana, la avena dulce natural y las bebidas CERO BARRIGA fueron la clave del éxito de Isabel. «Tengo todo el cuerpo tonificado, sobre todo el torso. ¡Creo que marco abdominales!» Lo más importante es que hizo grandes progresos en su salud: una revisión médica después de seis semanas de plan CERO BARRIGA reveló que había reducido el colesterol total en un 25 %, y el nivel de glucosa en sangre en un 10 %. ¿Y las bodas? «¡Ahora me puedo poner mis vestidos favoritos!»

Norma 5. ADELGAZA CON LÍQUIDOS CERO BARRIGA

Odio decirte que bebas agua, porque llevas oyendo ese consejo desde la guardería, pero beber unos ocho vasos al día es la clave para obtener resultados CERO BARRIGA. Además de mantenerte saciado (muchas veces lo que interpretamos como hambre en realidad es sed), el agua elimina los productos sobrantes que produce el cuerpo cuando descompone la grasa para obtener energía o cuando procesa la proteína y quema grasa. (En otras palabras, cuanto más quieras que te funcione este programa, más agua necesitarás.) También necesitas agua para transportar nutrientes a los músculos, para ayudar a digerir los alimentos y a mantener el metabolismo al máximo.

Si te tomas en serio lo de librarte de la gordura en la barriga, te animo a eliminar los refrescos, la soda y todas las bebidas con azúcares artificiales durante el plan de seis semanas. Estas bebidas están cargadas de azúcares e ingredientes artificiales que pueden provocar aumento de peso e hinchazón. La manera más fácil de conseguir beber los ocho vasos de H_2O es empezar con un vaso en cuanto te despiertes, con todas las comidas, una bebida CERO BARRIGA, o un tentempié y antes de acostarte.

¡ÉXITO CERO BARRIGA!

JUNE CARON, 55 años
Perdió 15 libras y 4 pulgadas en seis semanas
«Estoy más delgada y con más energía, ¡y todo el mundo dice que parezco mucho más joven!»

June había probado todas las dietas y programas de ejercicios de libros (y DVD), pero se cansó de la monotonía y los resultados lentos. Frustrada por cómo la menopausia había hecho que se excediera de peso en la barriga (que nunca antes había sido un problema) y decidida a recuperar la autoestima, una escéptica June decidió dar una oportunidad al plan CERO BARRIGA y bajó casi 3 kilos la primera semana siguiendo el plan de comidas. «Aprender a comer alimentos de verdad, sin químicos y frescos, ha sido lo mejor que me ha pasado jamás. Nunca tengo hambre. ¡Y no paro de perder peso!» Los extras del plan CERO BARRIGA fueron la piel brillante, las uñas sanas y un mejor sueño, afirma June. «Estoy en camino de volver a verme sexy. ¡Todo el mundo dice que parezco mucho más joven!»

También puedes tomar cantidades ilimitadas de té verde, que es rico en catequinas, unas sustancias que atacan el tejido adiposo reviviendo el metabolismo, de manera que las células de la grasa liberan más grasa (sobre todo en la barriga) y luego aceleran la capacidad del hígado de quemarla. Está demostrado que una catequina concreta del té verde, llamada epigalocatequina-3-galato, reduce la actividad de los genes responsables de la obesidad, la resistencia a la insulina y el hígado graso. En un estudio reciente, los participantes que combinaban el hábito diario de tomar 4,5 tazas de té verde con 25 minutos de ejercicio perdieron 1 kilo más que los que practicaban deporte pero no tomaban té verde. (Encontrarás una lista de mis tés favoritos para perder peso en la página 336.) Entretanto, un equipo de investigación de Washington descubrió que aproximadamente la misma cantidad de café (5 o más tazas al día) doblaba la grasa visceral en la barriga. Limita el café a una sola taza al día.

	Lunes	Martes	Miércoles
DESAYUNO	Avena, receta de Elvis p. 182	A darlo todo p. 186	Pastel de cereza p. 183
ALMUERZO	Ensalada potente de quinoa p. 190	Ensalada confeti p. 193	Ensalada mediterránea de col negra p. 191
BEBIDA CB	Delicia de arándanos p. 175	Fresa y plátano p. 176	Batido de vainilla p. 178
CENA	Pollo con anacardos p. 197	Fletán a la UPS p. 198	Hamburguesa de pavo estrambótica p. 203
TENTEMPIÉ (OPCIONAL)	Galletas CERO BARRIGA p. 208	Almendras, hermanos p. 209	Peces de colores p. 210

Jueves	Viernes	Sábado	Domingo
Frittata sencilla p. 185	Avena con mantequilla de cacahuete y mermelada p. 184	Tortilla Olé p. 187	Avena con arándanos p. 183
Monstruo de la legumbre verde p. 192	Ensalada de detective duro p. 193	Chile vudú p. 189	Sopa de lentejas p. 188
Mantequilla de cacahuete a la taza p. 177	Músculo de mango p. 177	Batido de vainilla p. 178	Fresa y plátano p. 176
Salmón con sake p. 197	La hamburguesa definitiva p. 202	Pollo del mar Mediterráneo p. 194	Parrillada brutal p. 196
Mantequilla de frutos secos y manzana p. 209	Galletas CERO BARRIGA p. 208	Palomitas de chocolate p. 210	Mantequilla de frutos secos y manzana p. 209

Norma 6. ROMPE LAS REGLAS UNA VEZ POR SEMANA
CON CERO CULPA

¿Y si te dijera que puedes hacer trampas, libre de culpa, y que en realidad te beneficiaría? No, no hacer trampas en el deporte como Lance Armstrong, o en la política como Vladímir Putin, o en el amor, como tanta gente. Me refiero a hacer trampas con tu dieta… y cosechar algunos beneficios inesperados. De hecho, cuando se trata de perder peso, los tramposos con la dieta casi siempre prosperan. Se debe a que, bajo los parámetros adecuados, está demostrado que una «comida trampa» semanal potencia el metabolismo y previene la sensación de privación y así, además de mejorar la capacidad de perder peso, también mejora la de ceñirse a la dieta. Una manera de que esas comidas potencien el metabolismo es aumentar los niveles de leptina, la hormona «antiinanición» responsable de enviar mensajes de hambre al cuerpo. Cuando sigues una dieta, bajan los niveles de leptina, lo que empuja al metabolismo a ralentizarse y a conservar la energía. Añadir una comida trampa rica en calorías hace que el sistema piense que la comida es abundante y que está bien quemarla mediante los depósitos de grasa.

La comida trampa libre de culpa puede ser cualquier cosa que te apetezca (sí, incluso pizza), y puedes programarla en cualquier momento de la semana sin desbaratar los resultados CERO BARRIGA. Nota: no planifiques una comida trampa para una gran cita porque a muchas personas que siguen una dieta les entran los sudores y se acaloran al saltársela, pues el metabolismo se acelera para acomodar el flujo de calorías.

7 HÁBITOS DE GENTE CON MUCHO ÉXITO

La línea que separa el amor del odio hacia tu cuerpo es sorprendentemente fina. Aquí tienes algunas formas de perder peso sin hacer dieta ni ejercicio y mantenerlo.

1 Los delgados no hacen dieta

Los estudios demuestran que el principal factor de predicción del futuro aumento de peso es estar siguiendo una dieta. Se debe sobre todo a que la reducción radical de calorías disminuye la fuerza, la masa muscular y la densidad ósea, y necesitas músculos fuertes para quemar grasa visceral y evitar que reclute a más células para su esquema de acumulación adiposa. El plan CERO BARRIGA no restringe las calorías de forma drástica y siempre te mantiene saciado.

2 Los delgados no comen sin grasa

Un estudio europeo hizo un seguimiento a 90.000 personas durante varios años y descubrió que los participantes que intentaban comer alimentos «bajos en grasas» corrían el mismo riesgo de sufrir sobrepeso que los que comían lo que querían. CERO BARRIGA es lo contrario a comer bajo en grasa; de hecho, te centrarás en comer grasas saludables con todas las comidas.

3 Los delgados se sientan a comer

Investigadores griegos afirmaron recientemente que comer más despacio y saborear la comida puede potenciar los niveles de hormonas que te hacen sentir lleno. Pese a que las bebidas y los tentempiés CERO BARRIGA son geniales cuando estás en ello, las deliciosas recetas que encontrarás en este libro harán que quieras sentarte y darte un capricho de verdad.

4 Los delgados saben qué van a comer a continuación

Un grupo de investigadores holandeses plantearon una serie de preguntas a un grupo de sujetos de prueba como: «Si tienes hambre a las cuatro de la tarde, ¿qué haces?». Los que tenían una respuesta («Como unas cuantas almendras») conseguían más logros en la pérdida de peso que los que no. El plan CERO BARRIGA te prepara para el éxito reservando un día de preparativos en el que llenarás la nevera de buena comida lista, así que nunca tendrás que preguntar: «¿Qué hay de cena?».

5 Los delgados comen proteínas

Según estudios recientes, las personas que comían con moderación niveles elevados de proteína tenían el doble de probabilidades de perder peso y de mantenerlo que los que no lo hacían. Leerás más sobre los poderes mágicos de la proteína en próximos capítulos, además de por qué la proteína forma parte de todas las comidas, tentempiés y bebidas CERO BARRIGA.

6 Los delgados son activos

A pesar de que los entrenamientos CERO BARRIGA están diseñados para eliminar la grasa de la barriga de forma rápida y eficaz, no necesitas un plan de entrenamiento formal para mantenerte delgado. En cambio, sí necesitas sacar tiempo para moverte. Una persona toma de media doscientas decisiones todos los días que afectan a su peso. Entrénate para decir sí al movimiento.

7 Los delgados ven menos la televisión

Según un estudio, los participantes que redujeron las horas que pasaban delante del televisor a diario de cinco horas a dos y media quemaron una media de 119 calorías más al día. Tal vez no parezca mucho, pero a lo largo de un año es suficiente para perder más de 5 kilos. En cinco años la diferencia es de unos 27 kilos.

7

Las bebidas cero barriga

Bebidas que disuelven la grasa, crean músculo y son sanas para el intestino, ¡listas en unos minutos!

Sencillo, inmediato y sin estrés. Así quiero que sea CERO BARRIGA: un plan que compense rápido, sin mucho lío ni esfuerzo. Una de las claves del plan son las recetas sencillas, inmediatas y sin estrés de las bebidas CERO BARRIGA.

Recuerda, cada vez que comas (o bebas) una comida o un tentempié, tienes que hacerte tres preguntas:

¿Dónde está la proteína?
¿Dónde está la fibra?
¿Dónde están las grasas saludables?

Las bebidas CERO BARRIGA son preparados vegetales ricos en los tres macronutrientes. Cada una de estas recetas está perfectamente calibrada, así que la respuesta a las tres preguntas es: «¡Aquí, en el vaso!». Ese es el factor comodidad: nada de romperse la cabeza pensando, solo hay que batir y beber.

¡CERO LÍOS!

ISABEL FIOLEK,
Perdió 13 libras en seis semanas
«¡Me encantaron las bebidas CERO BARRIGA!»

Las personas que probaron el plan CERO BARRIGA declararon que las bebidas eran una de las partes favoritas del programa. Bryan Wilson, que perdió 8,5 kilos y 15 centímetros de cintura, consideraba las bebidas uno de los componentes clave de su éxito: «Soy muy goloso, y nunca veo el momento de parar de comer helado. Esta era una alternativa mucho mejor».

Las bebidas CERO BARRIGA están diseñadas para ser cremosas, saciantes y ricas en proteína, fibra y grasas saludables. Aun así, no llevan el lastre de la lactosa y las grasas saturadas que contienen los batidos comerciales, la mayoría de los cuales se basan en la proteína del trigo de los lácteos y multitud de sustancias químicas y conservantes. Eliminar el lácteo reduce la hinchazón y la inflamación que puede provocar que la barriga se expanda.

¡CERO PROBLEMAS PARA BEBER!

KATRINA BRIDGES
Perdió 12,5 centímetros de cintura
«Me encantaron las bebidas. Todas eran muy fáciles, y ya no compro batidos proteicos.»

Como son de base vegetal, los batidos también ayudan a garantizar que estás obteniendo los nutrientes que necesitas para neutralizar los genes de la grasa —sobre todo fibra y resveratrol (ambos se encuentran en abundancia en los frutos rojos, la mantequilla de cacahuete y el chocolate negro)— y reducen la inflamación que los puede activar. De hecho, investigadores de la Escuela de Medicina de Baylor descubrieron que las personas que hacían una dieta y bebían un cuarto de litro de zumos vegetales al día durante más de doce semanas perdían de media 2 kilos más que las personas que seguían exactamente la misma dieta pero sin las bebidas.

Además, los beneficios de reducir la inflamación a base de bebidas van mucho más allá de la mera pérdida de peso. Un estudio de la Universidad de Vanderbilt descubrió que las personas que consumían tres o más raciones de bebidas ricas en fruta y verdura por semana tenían un 76 % menos de probabilidades de desarrollar Alzheimer durante un período de diez años que los que no las tomaban.

Las proteínas vegetales también ayudarán a reducir la concentración sérica de colesterol y, según un informe publicado en *American Journal of Clinical Nutrition*, ofrecen «ventajas metabólicas muy significativas para la prevención [...] de la diabetes». Un estudio más reciente aparecido en la misma revista afirmaba que las bebidas con base de fruta podían neutralizar los efectos inflamatorios de las comidas ricas en grasas y carbohidratos.

Aquí tienes unas cuantas normas a tener en cuenta mientras indagas en las bebidas CERO BARRIGA:

- **¡Congela!** No caigas en el error común de pensar que debes utilizar siempre fruta fresca. Además de ser más

asequible, la fruta que encuentras en la sección de congelados normalmente está recogida en el mejor momento
de la temporada y congelada. También sirve para hacer
batidos más fríos y cremosos. Una regla de oro sencilla:
si una fruta está en el mejor momento de la temporada,
cómprala fresca. Si no, cíñete a la congelada. (Si no usas
fruta congelada, puedes añadir uno o dos cubitos de
hielo a cada receta.) ¡Y no olvides usar los plátanos congelados que preparaste al principio de la semana!

- **Mezcla las leches.** La leche de almendra y la de coco
suelen estar disponibles en la mayoría de los supermercados, pero no dudes en experimentar con cualquier
leche no láctea que tengas a mano en tu mercado local:
de avellana, cáñamo, arroz o avena, todas pueden añadir
una dimensión cremosa a cualquiera de estas recetas.

  Solo se debe evitar una: la leche de soja. La soja es
especialmente rica en unos compuestos que se crean de
forma natural llamados estrogénicos, que aumentan las
concentraciones de estrógeno y bajan las de testosterona, lo que favorece la acumulación de grasa. Esto no
significa que evites la leche de soja a toda costa, pero la
mayor parte de los estadounidenses toman mucha más
leche de soja de lo que creen. Por eso he decidido eliminarla de las recetas CERO BARRIGA.

- **Bate como un profesional**. Añade primero los líquidos,
luego la proteína y después la fruta. Es más fácil con
una licuadora, acelera las cosas. Para conseguir un batido más espeso que se pueda tomar con cuchara, utiliza menos líquido del que marca la receta. Añade más si
quieres una consistencia más líquida, parecida a la de la
leche.

- **Experimenta.** Considera estas recetas la base, a la que puedes añadir todo tipo de mejoras nutricionales. Plantéate cargarle las pilas a las bebidas con un puñado de espinacas. Puede que el color cambie, pero el cambio de sabor es casi imposible de detectar, y es una fantástica manera de obtener más folato al día del que neutraliza los genes.

ESTRÉS BAJO CERO

Las bebidas CERO BARRIGA están mejor recién salidas de la licuadora porque, una vez trituras un alimento, sus propiedades nutritivas empiezan a deteriorarse rápidamente. Así que si quieres llevarte una bebida CERO BARRIGA de viaje, piensa en hacerla la noche antes y congelarla en un recipiente para batidos. (Busca uno con una bola de metal para batir que ayuda a batir de nuevo la bebida cuando lo agites.)

BEBIDAS CERO BARRIGA

DELICIA DE ARÁNDANOS

1 ración

1 cucharada de proteína vegetal en polvo*
½ taza de leche sin lactosa ni azúcar
(almendra, avellana, coco, cáñamo, etc.)
½ taza de arándanos congelados
½ cucharada de mantequilla de almendra
Agua para mezclar (opcional)

- Poner los ingredientes en una licuadora y batir hasta que quede suave.

> 232 calorías, 6 g de grasa, 3 g de fibra, 28 g de proteína

* Nota: todas las estadísticas nutricionales han sido calculadas usando Vega Sport Performance Protein (vainilla). El contenido exacto nutricional puede variar según la proteína vegetal en polvo que elijas.

FRESA Y PLÁTANO

1 ración

1 cucharada de proteína vegetal en polvo
½ taza de fresas congeladas
¼ plátano congelado
½ cucharada de mantequilla de almendra
½ taza de leche sin lactosa ni azúcar
(almendra, avellana, coco, cáñamo, etc.)
Agua para mezclar (opcional)

- Poner los ingredientes en una licuadora y batir hasta que quede suave.

> 232 calorías, 5 g de grasa, 4 g de fibra, 29 g de proteína

MANTEQUILLA DE CACAHUETE A LA TAZA

1 *ración*

1 cucharada de proteína vegetal en polvo
½ plátano congelado
½ cucharada de mantequilla de cacahuete
1 cucharada de cacao en polvo sin azúcar
½ taza de leche no láctea sin azúcar
(almendra, avellana, coco, cáñamo, etc.)
Agua para mezclar (opcional)

- Poner los ingredientes en una licuadora y batir hasta que quede suave.

> 258 calorías, 6 g de grasa, 5 g de fibra, 30 g de proteína

MÚSCULO DE MANGO

1 *ración*

1 cucharada de proteína vegetal en polvo
²/₃ taza de trozos de mango congelado
½ cucharada de mantequilla de almendra
½ taza de leche sin lactosa ni azúcar
(almendra, avellana, coco, cáñamo, etc.)
Agua para mezclar (opcional)

- Poner los ingredientes en una licuadora y batir hasta que quede suave.

> 224 calorías, 5 g de grasa, 3 g de fibra, 29 g de proteína

BATIDO DE VAINILLA

1 ración

1 cucharada de proteína vegetal en polvo
½ plátano congelado
½ cucharada de mantequilla de cacahuete
½ taza de leche sin latosa ni azúcar
(almendra, avellana, coco, cáñamo, etc.)
Agua para mezclar (opcional)

* Poner los ingredientes en una licuadora y batir hasta que quede suave.

> 248 calorías, 6 g de grasa, 3 g de fibra, 29 g de proteína

8

Las recetas cero barriga

**Cómo convertir los alimentos CERO BARRIGA
en platos deliciosos y fáciles de preparar**

Cuando la gente me pregunta por qué el plan CERO BARRI-GA es único, siempre les digo: porque consiste en comer comida.

Con esto me refiero a comida de verdad, con el poder de anular los interruptores de los genes de la grasa, activados por nuestras dietas modernas y procesadas, y llevarnos por el buen camino hacia una salud perfecta.

En 2013 escribí *Eat It to Beat It*, que examina los aditivos en la comida y cómo esos ingredientes nos están engordando al causar inflamación y trastornos digestivos. De hecho, diversos estudios demuestran que cuanta más comida procesada comes, más pesas, aunque tomes la misma cantidad de calorías.

Permíteme que insista: ingerir comida procesada en vez de alimentos de verdad hará que ganes peso, aunque tomes la misma cantidad de calorías.

Todo nos devuelve a la inflamación y a por qué creé el

plan CERO BARRIGA para apagar el fuego y desactivar los genes de la acumulación de grasa que los alimentos procesados activan.

¡CERO GUARRADAS!

FRED SPARKS,
Perdió 21 libras y casi 5 pulgadas de cintura en seis semanas
«Lo mejor de la comida y la nutrición era que tenían sentido. Y no lo olvidemos: ¡estaba muy rica!»

Hoy en día existen más de 3.000 aditivos alimentarios aprobados por la FDA estadounidense. Es un dato estremecedor en sí mismo, pero empeora si tenemos en cuenta el hecho de que la FDA en realidad no pone a prueba la seguridad de esos aditivos. En cambio, confían en que los fabricantes de alimentos les digan si esas sustancias químicas se pueden «considerar seguras en términos generales». Así es como cosas como las astillas de madera (en el queso rallado y el helado), la espuma plástica (en productos horneados), las plumas de pato (en el pan) e ingredientes derivados de líquido de embalsamamiento, combustible de cohetes y anticongelante acaban en nuestra comida.

La solución CERO BARRIGA es la comida de verdad —comida auténtica, sencilla— y recetas fáciles de seguir que garantizan que tomas la fibra, la proteína y las grasas saludables que acabarán enseguida con la grasa de la barriga.

¡CERO IR A LA CAZA!

MARTHA CHESLER
Perdió 21 libras y casi 7 pulgadas de cintura en solo seis semanas
«Encontré todos los alimentos que necesitaba para el plan en la tienda de mi barrio, usé el plan como guía e improvisé un menú que me funcionara.»

Como siempre, cuando estés preparando una posible comida o tentempié, en casa o en tu restaurante favorito, pregúntate:

¿Dónde está la proteína?
¿Dónde está la fibra?
¿Dónde están las grasas saludables?

Si tienes los tres grupos cubiertos, estarás en el buen camino hacia la CERO BARRIGA.

DESAYUNOS CERO BARRIGA

Un desayuno CERO BARRIGA básico empieza con unas gachas de avena, que puedes preparar todas las mañanas con avena de cocción rápida o, si eres más de la avena tradicional, cocínala en grandes cantidades al principio de la semana, así solo tendrás que engullir y luego irte. Empezar el día con un cuenco de gachas de avena, que se queman despacio, ayudará a regular el hambre y a proporcionar a tu cuerpo los poderosos beta-glucanos, unos compuestos que actúan como porteros de discoteca con el colesterol unido a LDL y expulsa ese colesterol malo de la sala VIP que es tu estómago. Si combinas la avena con fruta rica en vitamina C, doblarás el efecto: los compuestos orgánicos resultantes, llamados fenoles, interactúan para estabilizar los niveles de colesterol, según un estudio publicado en la revista *Nutrition*.

El segundo objetivo del desayuno son los huevos. Constituyen una de las mejores fuentes de colina, una vitamina B, y de metionina, un aminoácido, que minan la actividad de los genes relacionados con la resistencia a la insulina, la obesidad y la enfermedad del hígado graso. También aportan potentes refuerzos de proteína, que ayuda a acelerar el metabolismo y mantenerte saciado durante todo el ajetreo matutino.

RECETAS DE GACHAS DE AVENA

LA RECETA DE ELVIS

1 ración

1 taza de agua
½ taza de avena de cocción rápida
1 cucharada de mantequilla de cacahuete
½ plátano en rodajas
Canela (opcional)

• Poner a hervir el agua. Añadir la avena y hervirla hasta que esté tierna, unos 3 minutos. Justo antes de que esté hecha, añadir la mantequilla de cacahuete y el plátano.

> 302 calorías, 10 g de grasa, 7 g de fibra, 10 g de proteína

PASTEL DE CEREZA

1 ración

1 taza de agua
½ taza de avena de cocción rápida
1 cucharada de avellanas
½ taza de cerezas secas en rodajas
Canela (opcional)

* Poner a hervir el agua. Añadir la avena y hervirla hasta que esté tierna, unos 3 minutos. Cuando esté hecha, poner encima las avellanas y las guindas.

> 215 calorías, 8 g de grasa, 8 g de fibra, 6 g de proteína

AVENA CON ARÁNDANOS

1 ración

1 taza de agua
½ taza de avena de cocción rápida
½ taza de arándanos
1 cucharada de almendras fileteadas
Canela (opcional)

* Poner a hervir el agua. Añadir la avena y hervirla hasta que esté tierna, unos 3 minutos. Justo antes de que esté hecha, añadir los arándanos. Espolvorear encima las almendras fileteadas.

> 251 calorías, 8 g de grasa, 7 g de fibra, 8 g de proteína

AVENA CON MANTEQUILLA DE CACAHUETE Y MERMELADA

1 ración

1 taza de agua
½ taza de avena de cocción rápida
1 cucharada de mantequilla de cacahuete natural
½ taza de fresas o frambuesas

* Poner a hervir el agua. Añadir la avena y hervirla hasta que esté tierna, unos 3 minutos. Justo antes de que esté hecha, añadir la mantequilla de cacahuete y la fruta.

> 269 calorías, 11 g de grasa, 7 g de fibra, 9 g de proteína

FESTIVAL DE MELOCOTÓN

1 ración

1 taza de agua
½ taza de avena de cocción rápida
1 cucharada de almendras fileteadas
½ taza de melocotones o nectarinas en rodajas
Canela (opcional)

* Poner a hervir el agua. Añadir la avena y hervirla hasta que esté tierna, unos 3 minutos. Cuando esté hecha, espolvorear encima las almendras y las rodajas de fruta.

> 220 calorías, 7 g de grasa, 6 g de fibra, 8 g de proteína

RECETAS DE HUEVO

FRITTATA SENCILLA

2 raciones (2 trozos por ración)

½ cucharada de aceite de oliva
1 pimiento rojo en rodajas finas
1 taza de champiñones en rodajas
1 diente de ajo
4 tazas de rúcula o espinaca baby
3 huevos enteros
3 claras de huevo
Sal y pimienta negra al gusto
Hierbas y especias al gusto

• Precalentar el grill. Calentar el aceite en una sartén antiadherente a fuego medio. Añadir el pimiento, los champiñones y el ajo en rodajas y saltear hasta que se ablanden. Añadir la rúcula y saltear otros 2 minutos hasta que se encoja un poco. Entretanto, batir los huevos y las claras de huevo. Verterlo encima de las verduras. Condimentar con sal, pimienta y hierbas y especias al gusto. Cocer durante 5-6 minutos hasta que la mayor parte del huevo se haya asentado. Poner la sartén bajo el grill y dejarlo durante unos 3 minutos, hasta que el resto del huevo se haya asentado del todo y la parte superior empiece a dorarse. Dejar enfriar un poco, cortar en cuatro trozos y servir.

> 228 calorías, 12 g de grasa, 3 g de fibra, 19 g de proteína

HUEVOS CON JAMÓN VERDES

1 *ración*

1 seta Portobello grande
½ cucharada de aceite de oliva, dividida
sal y pimienta negra al gusto
1 huevo
2 claras de huevo
$\frac{1}{8}$ aguacate, en rodajas finas
Hierbas y especias al gusto

• Precalentar el grill. Cubrir una bandeja con papel del horno. Retirar el tallo de seta. Untar ambos lados de la seta con la mitad del aceite de oliva y condimentar con sal, luego colocarla con la parte interior hacia arriba en la bandeja del horno. Asar la seta hasta que esté blanda, unos 5 minutos por cada lado. Calentar el resto del aceite en una sartén antiadherente a fuego medio-bajo. Batir el huevo y las claras en un cuenco, añadir a la sartén y hacerlos revueltos. Cuando justo se solidifiquen, retirar del fuego. Colocar el huevo y el aguacate en rodajas encima de la seta. Condimentar con sal, pimienta y especias al gusto.

> 226 calorías, 14 g de grasa, 2 g de fibra, 17 g de proteína

A DARLO TODO

4 *raciones*

1 boniato, pelado y cortado en cubos de 6 mm
½ cucharada de aceite de oliva, dividida
1 cebolla blanca, picada
1 pimiento rojo, picado
½ taza de frijoles, secos y limpios

$^1/_8$ cucharadita de cayena (opcional)
Sal y pimienta negra al gusto
4 huevos

* Poner en el microondas los cubos de boniato durante 5 minutos, o hasta que estén un poco tiernos. Calentar la mitad del aceite en una sartén grande antiadherente y añadir el boniato, la cebolla y el pimiento; saltear hasta que empiecen a dorarse, unos 7 minutos. Añadir los frijoles junto con la cayena, la sal y la pimienta y remover hasta que esté caliente. Entretanto, en otra sartén, freír los huevos en el aceite restante. Dividir la mezcla en cuatro platos, cubrir con los huevos y servir.

> 187 calorías, 8 g de grasa, 5 g de fibra, 10 g de proteína

TORTILLA OLÉ

Estas judías fritas caseras se conservan bien en la nevera, así que puedes adaptar esta receta para uno (con un huevo entero y una clara) y disfrutar de un desayuno rápido durante el resto de la semana.

4 tortillas individuales

1 lata de frijoles negros, escurridos y limpios
El zumo de una lima
Un poco de salsa picante (opcional)
4 huevos
4 claras de huevo
Sal y pimienta negra al gusto
4 cucharadas de salsa de bote
½ aguacate en rodajas

- Colocar los frijoles, el zumo de lima y unas gotas de salsa picante (opcional) en un robot de cocina y triturar hasta que tenga la consistencia de frijoles refritos. Cubrir una sartén pequeña antiadherente con un pulverizador de aceite y calentar a fuego medio. Romper un huevo y una clara en un cuenco con sal y pimienta, batir y añadir a la sartén. Usar una espátula para remover y levantar el huevo hecho para que el crudo llegue debajo. Cuando los huevos estén casi sólidos, añadir una cuarta parte de la mezcla de frijoles negros en mitad de la tortilla. Usar la espátula para doblar una parte del huevo de manera que cubra la mezcla, luego colocar con cuidado la tortilla en un plato usando la espátula para darle la vuelta en el último momento y formar una tortilla completamente enrollada. Cubrir con salsa y aguacate. Repetir con el resto de los huevos.

> 232 calorías, 9 g de grasa, 6 g de fibra, 17 g de proteína

ALMUERZOS CERO BARRIGA

SOPA DE LENTEJAS

6 raciones

1 cucharada de aceite de oliva
1 cebolla mediana, picada
2 dientes de ajo, picados
1 cucharada de jengibre fresco picado
½ jalapeño, picado
2 zanahorias medianas, peladas y cortadas en dados
1 taza de lentejas verdes secas
¼ cucharadita de comino
1 hoja de laurel
1 lata de leche de coco
3 tazas de caldo vegetal bajo en sodio o agua
1 cucharada de salsa de soja baja en sodio

1 cucharada de vinagre de vino tinto
Sal y pimienta negra al gusto
Cilantro picado para decorar

- Calentar el aceite de oliva en una olla mediana a fuego medio. Añadir la cebolla, el ajo, el jengibre, el jalapeño y las zanahorias y saltear
hasta que las cebollas estén blandas y transparentes, unos 3 minutos. Añadir las lentejas, el comino, la hoja de laurel, la leche de coco
y el caldo (o agua). Bajar el fuego y dejar hervir lentamente hasta
que el líquido se haya reducido y las lentejas estén tiernas, unos 30
minutos. Sazonar con la salsa de soja, el vinagre y la sal y la pimienta al gusto. Si quieres, usa una batidora para convertir la sopa en un
puré suave y lograr una textura más espesa. Decorar con cilantro.

> 300 calorías, 12 g de grasa, 9,5 g de fibra, 11 g de proteína

CHILE VUDÚ

4 raciones

1 cucharada de aceite de oliva
1 cebolla mediana, picada
1 calabacín mediano, cortado en dados
9 oz de champiñones, cortados en dados
1 zanahoria mediana, cortada en dados
1 pimiento rojo o verde, cortado en dados
2 dientes de ajo, picados
1 lata (800 g) de tomates pelados enteros
2 pimientos chiplote en conserva, picados finos
1 cucharadita de chile en polvo
¼ cucharadita de comino molido
½ cucharadita de orégano seco
1 bote de judías pintas escurridas
Sal y pimienta negra al gusto
½ aguacate, en rodajas

- Calentar el aceite en una cazuela o una olla grande a fuego medio. Añadir la cebolla, el calabacín, los champiñones, el pimiento rojo y el ajo y cocer removiendo con frecuencia hasta que la verdura esté blanda y ligeramente dorada, unos 10 minutos.
- Añadir los tomates, aplastándolos un poco con los dedos para darle al chile una textura gruesa. Añadir el chipotle, el chile en polvo, el comino, el orégano y las judías, además de la sal y la pimienta al gusto. Bajar el fuego y dejar cocer unos 20 minutos. Servir en cuencos y colocar encima las rodajas de aguacate.

> 220 calorías, 7 g de grasa, 9 g de proteína, 10 g de fibra

ENSALADA POTENTE DE QUINOA

4 raciones

2 tazas de quinoa cocida (v. la receta en la p. 160)
Sal y pimienta negra al gusto
1 manojo de espárragos, sin los extremos de los tallos
1 cucharada de aceite de oliva
1 taza de lentejas verdes cocidas (v. la receta en la p. 161)
¼ taza de tomates secos picados
¼ taza de pesto (Nota: aunque el pesto lleva un poco de parmesano, la cantidad de esta receta no debería provocar molestias gastrointestinales. Si tienes problemas, puedes cambiarlo por ¼ taza de vinagreta cero barriga y un puñado de albahaca fresca picada)
1 cucharada de vinagreta cero barriga (v. p. 161)

- Precalentar el horno a 230 °C.
- Poner una olla con agua a hervir, añadir sal y cocer la quinoa hasta que esté al dente, unos 20 minutos. Escurrir en un colador.
- Mientras la quinoa se hace, untar los espárragos con aceite de oliva y sazonar con sal y pimienta negra. Colocar en el horno y asarlos hasta que estén ligeramente dorados y blandos, unos 10-12 minutos, según el grosor. Cortar en pedazos del tamaño de un bocado.

- En un cuenco grande mezclar la quinoa con las lentejas, los espárragos y los tomates secos. Añadir el pesto y la vinagreta CERO BARRIGA, luego añadirlo al cuenco de quinoa. Mezclarlo bien.

> 205 calorías, 12 g de grasa, 8 g de proteína, 6 g de fibra

ENSALADA MEDITERRÁNEA DE COL NEGRA

1 ración

2 tazas de col rizada (*kale*) (a poder ser negra), sin los nervios
¼ taza de tomates cherry, cortados por la mitad
4 aceitunas de Kalamata, sin hueso, cortadas por la mitad
¼ taza de corazones de alcachofa (en conserva de agua, a poder ser)
¼ taza de garbanzos cocidos
$1/8$ cebolla roja, cortada en dados
1 cucharada de vinagreta cero barriga (v. p. 161)
Sal y pimienta negra al gusto

- Antes de preparar la ensalada, invertir unos minutos en masajear y estrujar la col. Suena raro, pero machacar las hojas te ayudará a romper los duros nervios y que la col esté más tierna.
- Mezclar la col, los tomates, las aceitunas, los corazones de alcachofa, los garbanzos y la cebolla en una ensaladera. Añadir la vinagreta y condimentar con sal y pimienta negra al gusto.

> 273 calorías, 12 g de grasa, 10 g de proteína, 8 g de fibra

EL MONSTRUO DE LA LEGUMBRE VERDE

* Favorito del grupo de prueba

2 raciones

½ taza de lentejas verdes francesas secas
2 huevos grandes
½ taza de pimiento rojo cortado en dados
2 cucharadas de cebolleta picada
¼ taza de apio cortado en dados
2 cucharadas de vinagreta cero barriga (v. p. 161)
4 tazas de espinacas baby
Pimienta negra

- Poner las lentejas en un cazo mediano. Cubrir con agua hasta que quede 7,5 cm por encima de las lentejas. Llevar a ebullición. Bajar el fuego y dejar que hierva lento durante 20 minutos o hasta que las lentejas estén tiernas. Escurrir y mantener caliente.
- Añadir agua a una olla grande hasta que llegue a los 7,5 cm. Llevar a ebullición. Añadir los huevos; hervir 5 minutos y 30 segundos. Escurrir. Poner los huevos en agua helada y dejarlos durante 5 minutos. Escurrir y pelar. Los huevos estarán cocidos pero blandos.
- Mezclar las lentejas, el pimiento rojo, la cebolleta y el apio en una ensaladera con 1 cucharada de vinagreta CERO BARRIGA.
- Añadir la otra cucharada de vinagreta CERO BARRIGA y las espinacas baby en una ensaladera y mezclar bien.
- Repartir las espinacas en dos platos y poner las lentejas encima. Cortar los huevos por la mitad a lo largo, y colocar dos mitades encima de cada ración. Espolvorear con pimienta y servir.

> 279 calorías, 6 g de grasa, 23 g de proteína, 9 g de fibra

ENSALADA CONFETI

* Favorito del grupo de prueba

2 raciones

½ lata (100 g) de atún blanco al natural (o salmón)
½ taza de habas en conserva
$1/_3$ taza de maíz orgánico congelado
1 taza de lechuga romana, picada
1 cucharada de vinagreta cero barriga (v. p. 161)
Hierbas frescas al gusto (opcional)

• Colocar el atún en una ensaladera. Añadir el resto de los ingredientes y mezclarlos bien.

> 304 calorías, 11 g de grasa, 24 g de proteína, 7 g de fibra

ENSALADA DE DETECTIVE DURO

2 raciones

4 tazas de verduras de hoja
½ taza de pimiento rojo cortado en tiras finas
½ taza de zanahoria rallada
½ pepino, cortado en rodajas por la mitad
2 huevos duros, cortados en cuartos
2 cucharadas de guindas secas
    (o frutos del bosque o uvas frescas cortados en rodajas)
2 cucharadas de vinagreta cero barriga (v. p. 161)

• Poner todos los ingredientes en una ensaladera y mezclarlos bien.

> 218 calorías, 15 g de grasa, 10 g de proteína, 4 g de fibra

CENAS CERO BARRIGA

POLLO DEL MAR MEDITERRÁNEO

4 raciones

¼ taza de aceitunas sin hueso
1 cucharada de alcaparras
½ cucharada de aceite de oliva
10 ramas de tomillo fresco
   (o ½ cucharadita de tomillo o romero seco)
2 cucharadas de vinagre de vino tinto
½ taza de vino blanco
½ cucharada de miel
4 pechugas de pollo con piel y hueso
Sal y pimienta negra al gusto
4 tomates Roma, cortados por la mitad
4 zanahorias medianas, peladas
1 cebolla grande, pelada y cortada en cuartos

* Mezclar las aceitunas, las alcaparras, el aceite de oliva, el tomillo, el vinagre, el vino y la miel en un cuenco y remover con suavidad. Condimentar todo el pollo con sal y pimienta y añadirlo al cuenco. Dejarlo marinar en la nevera durante como mínimo 2 horas, a poder ser toda la noche.
* Precalentar el horno a 220 °C. Colocar los tomates, las zanahorias y la cebolla en una bandeja de asar y condimentar con sal y pimienta al gusto. Colocar las pechugas de pollo encima de la verdura y verter la marinada por encima. Asar en el horno hasta que el pollo esté ligeramente dorado y bien hecho, unos 25 minutos.

> 257 calorías, 7 g de grasa, 27 g de proteína, 3,5 g de fibra

THAI LIGERO

4 raciones

1 cucharadita de aceite de coco
1 cebolla mediana, cortada en rodajas
1 calabacín mediano, picado
4 oz de setas shiitake, sin el tallo y cortadas en rodajas
1 zanahoria grande, pelada y cortada en rodajas de 6 mm
2 dientes de ajo, picados
1 cucharada de jengibre fresco picado
1 cucharada de pasta de curri rojo
1 lata de leche de coco sin grasa
1 lb de gamba mediana, pelada y sin el intestino
El zumo de una lima, y otra lima cortada en cuartos
Cilantro picado para decorar
Nueces o cacahuetes picados para decorar

- En un cazo o una olla grande, calentar el aceite a fuego medio. Añadir la cebolla, el calabacín, las setas, la zanahoria, el ajo y el jengibre y cocer hasta que la verdura esté blanda y casi hecha, entre 7 y 10 minutos.
- Añadir la pasta de curri rojo y seguir cociendo durante 2-3 minutos. Añadir la leche de coco y poner el fuego bajo. Dejar hervir con suavidad durante 10 minutos. Añadir la gamba y cocer hasta que esté rosa y se enrosque un poco, unos 3 minutos. Añadir el zumo de lima.
- Repartir el curri en cuatro cuencos. Servir decorado con cilantro, nueces picadas y una cuña de lima.

> 218 calorías, 11 g de grasa, 18 g de proteína, 2,5 g de fibra

PARRILLADA BRUTAL

4 raciones

1 lb de bistec de falda
¼ taza de salsa de soja baja en sodio
1 cucharada de azúcar moreno
½ cucharada de aceite de coco
3 cucharadas de vinagre de arroz
   (se puede sustituir por vinagre de vino blanco)
1 pepino, cortado en rodajas finas
Sal
1 lechuga, con las hojas separadas
2 tazas de arroz integral cocido
Sriracha u otra salsa asiática de chile para servir
Hoisin para servir

- Poner el bistec, la salsa de soja, el azúcar moreno, el aceite de coco y 1 cucharada del vinagre en una bolsa de plástico para congelar. Dejar marinar en la nevera durante al menos 4 horas y hasta 24 horas antes de servir.
- Una hora antes de cocinar, mezclar el pepino cortado en rodajas con una pizca de sal y el resto del vinagre en un cuenco pequeño. Reservar.
- Precalentar el grill, la parrilla o la sartén de acero inoxidable a fuego medio-alto. Cocinar el bistec 3-4 minutos por cada lado hasta que se forme una costra en la superficie y la carne esté firme pero ceda al tacto.
- Servir el bistec con las hojas de lechuga a modo de envoltorio, más el arroz, el pepino, la sriracha y la salsa hoisin para acompañar.

> 320 calorías, 8 g de grasa, 29 g de proteína, 3 g de fibra

SALMÓN CON SAKE

4 raciones

4 filetes de salmón de 3.5 oz-6 oz
¼ taza de salsa de soja baja en sodio
¼ taza de mirin (vino de arroz dulce japonés)
¼ taza de sake
1 manojo de espárragos, sin los extremos de los tallos
1 cucharadita de aceite de oliva virgen extra
Sal y pimienta negra al gusto
Semillas de sésamo para decorar

* Colocar el salmón, la salsa de soja, el mirin y el sake en una bolsa de plástico para congelar. Dejar marinar como mínimo 4 horas y hasta 24 horas antes de cocinarlo.
* Precalentar el horno a 220°C. Colocar el salmón en una bandeja de asar. Mezclar los espárragos con aceite suficiente para que queden ligeramente cubiertos, salpimentar al gusto y colocarlos junto al salmón en la bandeja. Asar el salmón hasta que esté ligeramente dorado por fuera y se desmigaje cuando lo presiones un poco con el dedo. Decorar con semillas de sésamo.

> 247 calorías, 7 g de grasa, 26 g de proteína, 2,5 g de fibra

POLLO CON ANACARDOS

* Favorito del grupo de prueba

4 raciones

$^1/_3$ taza de anacardos sin sal picados
2 cucharadas de aceite de coco virgen
1 lb de pechuga de pollo sin hueso ni piel, cortada en tiras finas
2 tazas de pimiento rojo cortado en juliana (1 grande)

1 cucharadita de ajo picado
½ cucharadita de jengibre fresco pelado picado
3 cucharadas de chalota cortada en rodajas finas
1 taza de arroz integral cocido

- Calentar una sartén grande antiadherente a fuego medio-alto. Añadir los anacardos y hacerlos durante 3 minutos o hasta que estén ligeramente tostados, removiendo con frecuencia. Retirar de la sartén.
- Añadir el aceite de coco a la sartén, moviéndola hasta que la cubra. Añadir el pollo y saltear 2 minutos o hasta que esté ligeramente dorado. Retirar el pollo de la sartén y colocarlo en un cuenco.
- Añadir el pimiento rojo a la sartén y saltearlo 2 minutos, removiendo de vez en cuando. Añadir el ajo y el jengibre y dejar hacer durante 30 segundos. Volver a colocar el pollo en la sartén y cocer 1 minuto. Espolvorear los anacardos y la chalota por encima. Servir con arroz integral.

> 350 calorías, 19 g de grasa, 28 g de proteína, 2 g de fibra

FLETÁN A LA UPS

4 raciones

4 hojas de papel para hornear
o trozos grandes de papel de aluminio
1 lb de fletán (también puede funcionar otro pescado blanco de carne firme como el pez espada o el dorado), cortado en 4 trozos iguales
1 cucharada de aceite de oliva
Sal y pimienta negra al gusto
4 rodajas finas de limón
1 lb de tomates cherry
1 bulbo de hinojo, cortado en rodajas finas
8 setas crimini, sin tallo y cortados por la mitad
2 dientes de ajo, picados
½ taza de vino blanco

- Precalentar el horno a 230 °C.
- Disponer las hojas de papel de horno (o papel de aluminio) sobre una superficie plana. Colocar un trozo de pescado en el centro de cada hoja, rociar con un poco de aceite de oliva y salar por ambos lados. Colocar encima una rodaja de limón y porciones iguales de los tomates, el hinojo, las setas y el ajo. Salpimentar la verdura.
- Justo antes de cerrar los paquetes, añadir 2 cucharadas de vino blanco a cada uno. Para cerrar los paquetes, doblar el papel por encima del pescado y enrollar los bordes hasta formar una bolsa tensa. Colocarlos en una bandeja del horno y asarlos durante 12-15 minutos, según el grosor del pescado.

> 200 calorías, 5 g de grasa, 3 g de fibra, 24 g de proteína

LAS HAMBURGUESAS CERO BARRIGA

La historia de las hamburguesas en Estados Unidos es parecida a la de Arnold Schwarzenegger en las películas de Terminator. Empezaron como los villanos definitivos: armas grandes de destrucción masiva con sabor a carne. Sin embargo, luego descubrimos que algunas hamburguesas en realidad podían protegernos. Una proteína correcta —ternera magra alimentada con hierba, pollo, pavo o pescado— acompañada de verdura llena de nutrientes y un panecillo no es solo carbohidratos vacíos, en realidad es una comida CERO BARRIGA perfecta.

Esto no significa que cualquier cadena de restaurantes de autoservicio con ternera aceitosa o de mala calidad haga bien las hamburguesas. En algunos restaurantes, por ejemplo, no encontrarás una sola hamburguesa que no tenga menos de 1.200 calorías, ¡casi tantas como las que comerás en un día entero disfrutando de alimentos CERO BARRIGA! Por supuesto, desde los panecillos con gluten hasta la ternera alimentada con maíz llena de grasa saturada, la mayoría de las hamburguesas de restaurante deberían quedar relegadas a las comidas trampa, y aun así la trampa adquiere proporciones propias de Madoff.

De modo que cuando una hamburguesa os tienda la mano carnosa y diga: «Ven conmigo si quieres vivir», recuerda las tres preguntas CERO BARRIGA:

- **¿Dónde está la proteína?** Esta es fácil, claro. Todas las hamburguesas están repletas de proteínas. Las otras dos son más difíciles.
- **¿Dónde está la fibra?** Los típicos panecillos de hamburguesa no ofrecen mucha, ni la rodaja de tomate insulso y la hoja de lechuga iceberg que va encima. Escoge un panecillo rico en fibra y sin gluten (busca uno hecho con cereales saludables como el arroz integral, el mijo, el amaranto o el trigo sarraceno, no la patata ni la fécula de tapioca) y llénalo de alimentos CERO BARRIGA como verduras de hoja y otras de colores. A continuación te indico algunas opciones fantásticas. También puedes pasar del panecillo y usar un envoltorio de lechuga romana o incuso un par de champiñones grandes.
- **¿Dónde está la grasa saludable?** Cuando eliges ternera alimentada con hierba, la carne es casi igual de rica en ácidos grasos omega-3, antiinflamatorios, que algunos pescados. (Somos lo que comemos, igual que las vacas.) La ternera criada de forma convencional, que se alimenta de grano, es más rica en grasa saturada y ácidos omega-6, que causan inflamación. Por eso las carnes de

animales alimentados con hierba y el pescado son una base estupenda para hacer una hamburguesa CERO BARRIGA. Sube la apuesta inicial con una rodaja generosa de aguacate, que siempre ayuda.

LA MATRIZ DE LA HAMBURGUESA CERO BARRIGA

¡Llamando a todos los ninjas culinarios! Las recetas incluidas en este libro han sido probadas en cuanto a sabor y son nutricionalmente válidas, pero hay muchas maneras de mezclar y personalizar la hamburguesa CERO BARRIGA de tus sueños. Entra en la cocina y crea un plato que haría sentirse orgulloso al mismísimo Ferran Adrià.

¡LA ESTRELLA! (hamburguesa)

Carne picada de pavo
Carne picada de pollo
Carne picada de ternera
Salmón
Atún
Pechuga de pollo

¡EL VEHÍCULO! (panecillo)

Panecillo para hamburguesa sin gluten
Muffins ingleses sin gluten
Tostada sin gluten
Cabezas de champiñones
Hojas de lechuga

¡LOS ASISTENTES! (verduras)

Lechuga
Rúcula
Brotes de alfalfa
Pepino
Aguacate (¼ por unidad)
Hierbas frescas
Tomate
Cebolla roja
Zanahoria rallada
Pimientos rojos asados
Jalapeños
Cebolla caramelizada
Champiñones salteados
Col asiática (v. p. 207)

¡LOS EXTRAS!

(Condimentos: v. equipo de iniciación en la p. 147 para consultar las mejores marcas)

Kétchup
Mostaza
Guacamole
Salsa
Pepinillos en vinagre sin gluten
Mayonesa de wasabi (v. p. 206)

RECETAS DE HAMBURGUESA CERO BARRIGA

LA HAMBURGUESA DEFINITIVA

4 raciones

1 lb de carne picada de ternera 94 % (o más) magra
1 cucharadita de sal
1 cucharadita de pimienta negra recién molida
½ lb de champiñones en rodajas
½ cucharadita de aceite de oliva virgen extra
4 panecillos de hamburguesa sin gluten
2 tazas de rúcula
½ taza de cebolla caramelizada (v. receta en p. 204)
Kétchup y mostaza (opcional)

- Calentar el grill o una parrilla. Colocar la ternera, la sal y la pimienta en un cuenco y mezclar con suavidad. Formar cuatro hamburguesas. *Atención:* si trabajas demasiado la carne o aprietas demasiado las hamburguesas, quedarán duras.
- Cocinar las hamburguesas durante 2-3 minutos y darles la vuelta. Cocinar por el otro lado durante otros 2-3 minutos hasta que estén doradas por fuera pero, por dentro, medio crudas en el medio. (El centro de la hamburguesa debería estar firme pero que ceda con facilidad, como una pelota de rugby.)
- Entretanto, saltear las rodajas de champiñón en el aceite de oliva hasta que estén blandas y suelten el líquido.
- Repartir la rúcula en los panecillos y poner encima las hamburguesas, la cebolla y los champiñones y una cucharadita de kétchup y otra de mostaza (opcional).

> 387 calorías, 13 g de grasa, 31 g de proteína, 6 g de fibra

HAMBURGUESA DE PAVO ESTRAMBÓTICA

4 raciones

1 lb de carne picada de pavo 94-99 % magra
Sal y pimienta
½ pimiento rojo, sin semillas y picado fino
1 cebolleta, solo la parte blanca, picada
4 panecillos para hamburguesa sin gluten
Lechuga
Tomate, en rodajas
½ aguacate, en rodajas
Kétchup y mostaza (opcional)

- Mezclar el pavo, la sal y la pimienta en un cuenco grande. Añadir el pimiento y la cebolleta y mezclar bien.
- Dar forma a 4 hamburguesas. Guardar en frío hasta que vayas a usarlas.
- Calentar una parrilla a fuego medio-alto. Cocinar las hamburguesas, dándoles la vuelta una vez, hasta que ya no estén rosas en el centro, unos 5 minutos por cada lado.
- Colocar las hamburguesas sobre los panecillos tostados con lechuga, tomate y aguacate y 1 cucharadita de kétchup y otra de mostaza (opcional).

> 362 calorías, 15 g de grasa, 33 g de proteínas, 3 g de fibra

Cebolla caramelizada

Preparar una buena cebolla caramelizada requiere su tiempo, pero puedes hacer mucha cantidad y tenerla a mano para hamburguesas, enriquecer bocadillos y poner encima de jugosos trozos de carne o pescado a la parrilla. Cocina como mínimo 3 cebollas rojas grandes (recuerda que reducen el tamaño cuando se evapora el agua) en un cazo grande con ½ cucharada de aceite de oliva virgen extra a fuego muy bajo. Añade una generosa pizca de sal, que te ayudará a secar la humedad. Tapa el cazo y retira la tapa cada 3 o 4 minutos para remover la cebolla. Déjala cocer durante como mínimo 20 minutos, hasta 45 minutos, según lo dulce que te guste la cebolla.

A QUIÉN ESTÁS LLAMANDO HAMBURGUESA DE POLLO

4 raciones

2 cucharadas de mayonesa
2 cucharadas de tomates secos picados
El zumo de ½ limón
2 dientes de ajo, picados finos
1 cucharadita de romero fresco picado
Sal y pimienta negra
1 lb de carne magra de pollo picada
4 muffins ingleses sin gluten
2 tazas de rúcula, espinacas baby o mezcla de lechugas

- En un cuenco, mezclar la mayonesa, los tomates secos, el zumo de limón, el ajo y el romero. Sazonar con una pizca de sal y pimienta negra. Reservar.
- Precalentar el grill, una parrilla o una sartén antiadherente. Mezclar la carne de pollo picada con ½ cucharadita de sal y ½ cucharadita

de pimienta negra y mezclar con suavidad. Sin trabajar en exceso la carne, dar forma a cuatro hamburguesas hasta que el pollo quede unido.

* Cuando la parrilla o la sartén esté caliente (si usas una sartén, añade un poco de aceite), añadir las hamburguesas. Cocinar primero por un lado durante 5 o 6 minutos hasta que se forme una bonita costra. Darle la vuelta y cocinar durante otros 3 o 4 minutos, hasta que las hamburguesas estén firmes pero cedan al tacto y estén hechas. Retirar las hamburguesas. Mientras la parrilla o la sartén estén calientes, tostar los panecillos.

* Cubrir el pan tostado con la rúcula, poner encima de cada uno una hamburguesa, luego verter el aliño encima de cada una. Colocar la otra mitad de los panecillos y servir.

> 400 calorías, 15 g de grasa, 24 g de proteína, 4 g de fibra

HAMBURGUESAS DE ATÚN PICANTE

4 raciones

1 lb de atún fresco
4 cebolletas picadas
1 cucharadita de jengibre fresco picado
1 cucharada de salsa de soja baja en sodio
1 cucharadita de aceite de sésamo tostado
2 cucharaditas de mayonesa de aceite de oliva
½ cucharada de wasabi preparado (en polvo o en pasta)
4 panecillos para hamburguesa sin gluten, un poco tostados
1 taza de rodajas de pepino
2 tazas de rúcula

* Picar el atún en cubos de 1 cm, luego guardarlos en la nevera durante 10 minutos para que queden bien firmes (así será más fácil triturarlo).

- Trabajando por turnos si es necesario, triturar el atún en un robot de cocina hasta que tenga la consistencia de carne picada. (Asegúrate de no picarla demasiado, solo lo suficiente para dar forma a las hamburguesas.)
- Pasarlo a un cuenco y mezclarlo con la cebolleta, el jengibre, la salsa de soja y el aceite de sésamo. Dar forma a cuatro hamburguesas iguales. Guardar en la nevera durante como mínimo 10 minutos para que estén bien firmes antes de cocinarlas.
- Precalentar una plancha o una parrilla bien engrasada. Cuando esté caliente, añadir las hamburguesas y cocinarlas durante 2-3 minutos por cada lado, hasta que estén doradas por fuera pero aún al punto en el centro. Darles la vuelta y manejar con cuidado, estas son más delicadas que las de ternera.
- Mezclar la mayonesa con el wasabi y untar los panecillos. Cubrirlo con pepino y rúcula, colocar encima las hamburguesas y tapar con la otra mitad de los panecillos.

> 412 calorías, 8 g de grasa, 31 g de proteína, 5 g de fibra

HAMBURGUESAS DE SALMÓN TERIYAKI

4 raciones

1 lb de salmón, picado fino
1 huevo
½ taza de almendra en polvo
4 cebolletas, en rodajas finas
1 cucharada de salsa de soja baja en sodio
Salsa de chile estilo asiático, como la sriracha, al gusto
2 cucharadas de salsa teriyaki, y un poco más para servir
4 muffins ingleses sin gluten, tostados
1 taza de col asiática (v. página siguiente)

- Precalentar una plancha o una parrilla a fuego medio.
- Mezclar el salmón, el huevo, la almendra molida, la cebolleta, la salsa de soja y la salsa de chile en un cuenco y, a continuación, mezclar bien. Usar las manos para formar con suavidad 4 hamburguesas. Serán muy húmedas, pero si la mezcla está demasiado seca costará darles forma.
- Untar la parte superior de las hamburguesas con la mitad de la salsa teriyaki y colocarlas en la plancha, con el lado de la salsa hacia abajo.
- Cocinar durante unos 4 minutos, hasta que la hamburguesa esté firme y se separe con facilidad de la plancha. Untar la parte superior con el resto de la salsa teriyaki y darles la vuelta. Seguir cocinando durante 4 minutos más, hasta que las hamburguesas estén bien hechas.
- Repartir las hamburguesas en los panecillos, untar con un poco más de salsa teriyaki y poner encima una cantidad generosa de col.

> 511 calorías, 21 g de grasa, 33 g de proteína, 5 g de fibra

COL ASIÁTICA

4-6 raciones

El zumo de 1 lima
1 cucharada de mayonesa
1 cucharada de miel
1 cucharadita de salsa de chile al estilo asiático, como la sriracha
1 cucharadita de aceite de sésamo
8 tazas de col en tiras (a poder ser, una mezcla de col lombarda y col china)
1 zanahoria grande, pelada y rallada
1 cucharada de semillas de sésamo
Sal y pimienta

- En una ensaladera grande, mezclar el zumo de lima, la mayonesa, la miel, la salsa de chile y el aceite de sésamo. Añadir la col, la zanahoria y las semillas de sésamo y mezclar bien. Salpimentar al gusto.

> 77 calorías, 3 g de grasa, 2 g de proteína, 3 g de fibra

TENTEMPIÉS

GALLETAS CERO BARRIGA

El plátano maduro actúa como el pegamento que las une, además de ser una buena fuente de dulzor natural, mientras que la almendra molida es un sustituto rico en fibra y proteína de la harina refinada.

La mantequilla de cacahuete y el chocolate negro completan el conjunto añadiendo grasas saludables, antioxidantes y una ración doble de sabor. El resultado final —con frutos secos, dulce y con chocolate— es como una rebanada fresca de pan de plátano en forma de galleta crujiente y masticable.

12 galletas

1 $1/3$ tazas de almendras peladas sin sal
2 plátanos muy maduros
$1/3$ taza de azúcar moreno
$1/2$ taza de mantequilla de cacahuete
$1/2$ cucharadita de bicarbonato de hornear
Una pizca de sal
$1/2$ taza de trocitos de chocolate negro vegano

- Precalentar el horno a 180 °C.
- Colocar las almendras en un robot de cocina y triturar hasta que estén molidas y tengan una consistencia parecida a la harina.

- En un cuenco, aplastar los plátanos hasta formar una pasta. Añadir el azúcar moreno, la mantequilla de cacahuete, el bicarbonato, la sal y las almendras molidas y remover hasta que quede todo bien mezclado. Agregar con cuidado los trocitos de chocolate.
- Dar forma a las galletas poniendo 2 cucharadas de la masa en una bandeja del horno, dejando como mínimo 7,5 cm entre las galletas. Hornear durante 8-10 minutos, hasta que los bordes estén bien dorados.

> Por galleta: 114 calorías, 8 g de grasa, 3,5 g de proteína, 2,5 g de fibra

ALMENDRAS, HERMANOS

4 raciones de tentempié

1 cucharadita de aceite de oliva virgen extra
1 diente de ajo
1 cucharada de hojas de romero
1 taza de almendras crudas enteras sin sal o mezcla de frutos secos
Sal al gusto

- Calentar el aceite de oliva en una sartén a fuego medio.
- Añadir el ajo y el romero y cocinar hasta que el ajo esté ligeramente dorado.
- A continuación, agregar las almendras y cocinar, removiendo de vez en cuando, hasta que esté ligeramente tostado y oloroso, unos 5 minutos. Sazonar con sal al gusto. Enfriar y guardar en un recipiente cerrado.

> 145 calorías, 12,5 g de grasa, 5 g de proteína, 2,5 g de fibra

MANTEQUILLA DE FRUTOS SECOS Y MANZANA

Me encanta la clásica combinación de manzana y mantequilla de cacahuete, pero puedes sustituirla por cualquier fruta o verdura CB.

1 manzana Pink Lady pequeña
1 cucharada de mantequilla de cacahuete o almendra

> 150 calorías, 8 g de grasa, 3 g de proteína, 5 g de fibra

PALOMITAS DE CHOCOLATE

1 cucharada de maíz para palomitas (2 tazas una vez convertido en palomitas)
1 cucharadita de aceite de coco para hacer las palomitas (derretir primero y verter el maíz para que se cubra)
1 cuadrado de chocolate negro, derretido

• Seguir las instrucciones del paquete para hacer las palomitas. Verter encima el chocolate derretido y mezclar.

> 143 calorías, 11 g de grasa, 2 g de proteína, 3 g de fibra

PECES DE COLORES

8 galletas saladas sin gluten
2 oz de salmón ahumado

> 155 calorías, 6 g de grasa, 14 g de proteína, 2 g de fibra

TENTEMPIÉS CERO BARRIGA PARA LLEVAR

Algunas «barritas nutritivas» son en realidad peores que un Snickers: están cargadas de azúcar, grasa, proteína de soja de baja calidad y suficientes ingredientes artificiales para que le explote la cabeza a un químico. Los alimentos enteros siempre son la mejor opción. Pero bueno, la vida es así, y muy de vez en cuando una barrita nutritiva puede sustituir a una comida o tentempié CERO BARRIGA, ¡si escoges bien!

9

Los entrenamientos cero barriga

Planes de entrenamiento de todo el cuerpo que moldean la barriga… ¡sin hacer abdominales!

Unos abdominales como una tabla de planchar. Como una tableta de chocolate. Esculpidos, cortados en tiras, tallados. Cuando se trata de ejercitar la barriga, a veces cuesta saber si se está hablando de una parte del cuerpo o de una máquina. No sé tú, pero yo lo último que quiero es que alguien me esculpa o aplane la barriga, ¡qué dolor!

Como director editorial de *Men's Fitness* y persona que ha investigado, informado y puesto en práctica los mejores entrenamientos del mundo durante más de veinte años, he visto prácticamente todos los ejercicios de abdominales jamás inventados. Dejadme que comparta con vosotros un pequeño secretillo: la mejor manera de marcar abdominales es no perder mucho tiempo trabajándolos.

¿Quééé?

Es verdad. No hace falta que casques nueces con el ombligo para tener una barriga delgada, plana y musculada. Lo que necesitas es una dieta que elimine la grasa visceral, y un entrenamiento que ejercite todo el cuerpo y se centre en que crezca el músculo.

Bueno, ya te he proporcionado la dieta. Ahora quiero compartir contigo el entrenamiento. En realidad son siete.

¿Tienes que probar los siete? No.

¿Tienes que probar alguno de ellos? No.

¿Tendrás que levantar algo que pese más que este libro o la tableta donde probablemente lo estarás leyendo? No.

La mayoría de las dietas «caloría arriba/caloría abajo» te exigen: *a)* que no comas casi nada, o *b)* que comas mucho pero hagas deporte como un loco. Sin embargo, el plan CERO BARRIGA no va de eso.

Mi dieta está diseñada para combatir la grasa de la barriga reduciendo la inflamación, mejorando la digestión y neutralizando el sistema de acumulación de grasa. No se trata de quemar más calorías de las que ingieres, por tanto es única en cuanto a que hacer ejercicio es solo una opción.

Dicho esto, si has llegado hasta aquí en el libro, seguro que has empezado a odiar la grasa de la barriga con la misma pasión que yo. Deberías estar motivado para hacer todo lo que esté en tus manos para someterla.

Entonces ¿por qué no probar con un entrenamiento?

¡HARTOS DE LOS ABDOMINALES!

No quiero que pierdas mucho tiempo en ejercicios de abdominales, pero si crees que te estoy recomendando no trabajar el centro del cuerpo, te equivocas. Unos músculos abdominales fuertes son imprescindibles para todo, desde ayudarte a mantener una postura correcta o protegerte de lesiones de espalda hasta hacerte sentir muy bien con un jersey. De hecho, si vas a trabajar solo una parte del cuerpo, te recomiendo que sean los abdominales, o el centro, o como quieras llamarlo. (De hecho, en el siguiente capítulo he creado una serie de entrenamientos de abdominales en solo 7 minutos, perfectos para los días en que no puedes hacer una sesión de entrenamiento de todo el cuerpo.)

¡CERO TIMIDEZ!

FRED SPARKS, 39 años
Participante en el grupo de prueba de CERO BARRIGA
«Vi que aumentaba el tono muscular y la fuerza, ¡y algunas miradas no muy disimuladas! Quedé con un grupo de compañeros de trabajo que no me habían visto en un mes y a todos les impresionó la diferencia.»

Hace unos años, Hugh Jackman —el actor que se convirtió en un icono del gimnasio al interpretar a Lobezno en las películas de los X-Men— contó una anécdota de cuando era adolescente sobre cómo se destrozó la espalda haciendo deporte. Había crecido muy rápido, era muy alto, y un día dio un salto para atrapar una pelota y se rompió una serie de músculos de la espalda. De aquella experiencia aprendió a centrarse siempre en tener una base fuerte en el centro: unos abdominales fuertes llevan a un cuerpo fuerte, punto.

Sin embargo, gente como Hugh Jackman, cuya carrera depende de tener una barriga delgada, plana y definida, no invierten 20 minutos al día en trabajar los abdominales. Sabes que si quieres una barriga plana y firme y unos abdominales evidentes tienes que quemar grasa y crear músculo en todo el cuerpo. Los ejercicios de abdominales son un desastre para lo uno como para lo otro.

Con el ejercicio quemamos grasa de dos maneras. La primera es la obvia: a medida que sudas durante un entrenamiento, el cuerpo utiliza una gran cantidad de calorías para aportar energía. Esas calorías proceden en primer lugar del glucógeno almacenado en los músculos y luego, a medida que se va reduciendo, de la grasa almacenada en el estómago y otros sitios. Un ejercicio de abdominales simplemente no es una forma eficiente de quemar calorías. Tres series de treinta abdominales pueden resultar difíciles, dolorosas y molestas, pero ¿queman calorías? No tantas.

Sin embargo, la segunda manera, y la más significativa, en que el ejercicio ayuda a llegar a una CERO BARRIGA es aumentando la cantidad de músculo en el cuerpo. En capítulos anteriores esbocé la guerra que libran el músculo y la grasa, siempre, dentro del cuerpo. Y ya sabes quién quieres que gane, ¿verdad?

Cuanto más músculo crees, más grasa quemarás —todo el tiempo, todos los días, incluso cuando duermes— y más opciones tendrás de que los abdominales lleguen a la primera fila. Para ello, necesitas trabajar todo el tejido muscular que puedas con la mayor intensidad posible. Piensa en el ejercicio como en una inversión: si estuvieras pensando dónde invertir tu dinero, querrías destinar la mayor parte allí donde diera más beneficios. Lo mismo ocurre con el entrenamiento: esfuérzate más en los músculos que tienen más tejido y, por lo tanto, más oportunidades de crecer. Afrontémoslo, los músculos abdominales nunca serán tan grandes como los de las nalgas, por ejemplo.

Todo lo que he dicho hasta ahora puede sonar un poco contradictorio: queremos tener abdominales fuertes porque son la base de estar en forma, pero sin perder mucho tiempo trabajándolos porque no nos va a ayudar a conseguir una barriga delgada y plana. Vaya…, qué dilema. Por suerte, tengo la solución.

LOS ENTRENAMIENTOS DE ABDOMINALES CON TODO EL CUERPO

Exacto: la mejor manera de quemar grasa, crear músculo y fortalecer el centro es un entrenamiento completo de abdominales… ¡sin ejercicios de abdominales!

¡CERO ROPA!

ISABEL FIOLEK, 55 años
Grupo de prueba CERO BARRIGA

«¡Estoy mucho más guapa desnuda! Tengo todo el torso tonificado. ¡Creo que se me marcan los abdominales!»

Quizá suene imposible, pero no lo es. De hecho, usamos nuestros abdominales para casi todo lo que hacemos, y la mayor parte del tiempo, cuando hacemos ejercicio —ya sea corriendo, levantando pesas, practicando yoga o bailando con las estrellas—, estamos trabajando los abdominales. Sin embargo, hay una excepción: nuestros abdominales descansan cuando nos sentamos. Y ¿sabes qué? Muchos entrenamientos, sobre todo los de pesas, se hacen sentado. Así que este es tu nuevo mantra para los abdominales: ¡no te sientes, levántate!

Los siguientes entrenamientos se basan en ejercicios sin el apoyo de un asiento, un banco o una máquina. Los abdominales forman parte de una compleja red de músculos que estabilizan el torso contra todas las fuerzas que puedan poner en peligro la espalda (y ya sabemos que eso es malo); siempre que hacemos un ejercicio que requiere que el cuerpo se mantenga estable entran en juego los abdominales. Dado que cada entrenamiento se centra en los grandes grupos musculares del cuerpo, quemarás la máxima cantidad de calorías y crearás la máxima cantidad de músculo.

Estos entrenamientos se basan en el concepto de circuitos metabólicos, una combinación de entrenamiento cardiovascular y de resistencia que fortalece todo el cuerpo al tiempo que quema la máxima cantidad de calorías posible. Cada uno está equilibrado para garantizar que trabajas grupos musculares complementarios, se entrena a conciencia en un conjunto de músculos y luego descansan mientras trabajas otro grupo muy distinto.

Todos los entrenamientos se basan en la misma estructura: cada uno consiste en un circuito de cinco «superseries», ejercicios en paralelo que abordan el mismo grupo muscular de maneras distintas. No hay descanso entre los dos ejercicios de cada superserie, pero sí un descanso de 1 minuto entre cada superserie y otro de 2 minutos al final del circuito.

Ahora estarás pensando: «Ah, eso suena fácil. ¡Tanto descanso en medio del entrenamiento! Me gusta». Bueno, te prometo que «fácil» no te parecerá cuando hayas superado la mitad del entrenamiento. De hecho, me vas a odiar, te lo garantizo. La combinación de una quema de calorías imponente y la exigencia de fuerza muscular hará que todo tu cuerpo se resienta.

La grasa de la barriga jamás sabrá qué la derrotó.

Cada uno de los circuitos metabólicos de este capítulo está diseñado con el mismo concepto en mente: mínimos cambios en los accesorios para que el entrenamiento sea fácil de ejecutar, y mínima inversión de tiempo para que puedas seguir con el ajetreo de la vida. Antes de empezar, unos cuantos consejos:

Tómatelo con calma. Los entrenamientos CERO BARRI-GA son más exigentes de lo que parecen. Aquí tienes unas pautas, según tu estado de forma actual:

- Si no estás familiarizado con las pesas, empieza despacio y usa pesas mucho más ligeras de las que crees que necesitas.
- Si estás acostumbrado a levantar pesas, empieza despacio y usa pesas mucho más ligeras de las que crees que necesitas.
- Si eres el rey del gimnasio y tienes los bíceps más grandes que la cabeza, empieza despacio y usa pesas mucho más ligeras de las que crees que necesitas.

No es broma. Seguramente harás el primer circuito entero y pensarás que no es para tanto. No pensarás lo mismo después de uno o dos circuitos más. Usa una pesa que puedas levantar diez veces con poco esfuerzo.

Tómatelo con calma, segunda parte. A pesar de que cada entrenamiento está diseñado como una serie de cinco circuitos, no intentes hacer los cinco en la primera sesión. Es más importante mantener la forma adecuada y ceñirse a los tiempos del entrenamiento. Haz solo dos o tres circuitos la primera vez, y ve avanzando hasta que puedas hacer los cinco. Cuando puedas hacer cinco circuitos y aún tengas algo de energía al final, aumenta el peso ligeramente para cada ejercicio.

No te sientes. A pesar de que se han incluido muchas pausas en cada circuito, quieres que tus abdominales estén siempre trabajando para darte apoyo, así que quédate de pie durante los períodos de descanso. (Además, si te sientas, cabe la posibilidad de que no quieras volver a levantarte.) Recuerda: ¡no te sientes, levántate!

Bebe. Este entrenamiento acaba enseguida con la hidratación, por tanto asegúrate de tener una botella de agua a mano todo el tiempo. Y recuerda tomar después de la sesión de entrenamiento una bebida CERO BARRIGA especial para conseguir resultados óptimos.

Haz lo que te apetezca. Lo bueno de los entrenamientos CERO BARRIGA es que puedes hacer el que quieras, según dónde estés, cómo te sientas y qué equipamiento estén acaparando los adictos al gimnasio. ¡Al suelo, elige uno y a por él!

Buena suerte. Y recuerda: no me odies.

EL RETO CERO BARRIGA DE CUERPO COMPLETO

Más de quinientos hombres y mujeres se apuntaron al reto original CERO BARRIGA; a algunos ya los has conocido en este libro.

No solo comprobaron resultados increíbles con el plan de dieta, sino que muchos de ellos incorporaron también este entrenamiento con mancuernas diseñado para la ocasión tres veces por semana en su plan de gimnasio.

Escoge un conjunto de pesas ligeras que puedas levantar por encima de la cabeza diez veces estando de pie. Puedes usar ese peso durante todo el circuito, o incrementarlo en algunos ejercicios a medida que te acostumbres al programa. Harás cada superserie de ejercicios, dividida en dos partes, sin descansar. A continuación, después de cada superserie, descansarás 60 segundos antes de abordar la siguiente. Una vez completadas las cuatro superseries, descansa durante 2 minutos. Intenta hacer dos circuitos en tu primera ronda, y sube hasta cinco a medida que te sientas más fuerte, en forma y delgado.

Este circuito está escrito para incluir mancuernas, pero se puede hacer sin peso, con una barra (o incluso botellas de agua o un palo de escoba, según tu fuerza o estado de forma).

Haz este circuito como mínimo tres veces por semana y, como mínimo, con un día de descanso entre cada circuito.

El reto cero barriga de cuerpo completo

SUPERSERIE N.º 1

1a. Trabajo de hombros con pesas (para variar, usa una barra)
1b. Remo inclinado con pesas
DESCANSO: 60 segundos

SUPERSERIE N.º 2

2a. Sentadillas con pesas (para variar, usa una barra)
2b. Levantamiento de pesas con las piernas estiradas (para variar, usa una barra)
DESCANSO: 60 segundos

SUPERSERIE N.º 3

3a. Zancadas con pesas (10-12 cada pierna)
3b. Flexiones (apoyado sobre las rodillas en vez de sobre los pies si es necesario; flexiones pliométricas si eres avanzado)
DESCANSO: 60 segundos

SUPERSERIE N.º 4

4a. Subir un escalón levantando la rodilla (con o sin pesas o barra)
4b. Escaladores
DESCANSO: 2 minutos

¡Repite el circuito 3 veces más!

SUPERSERIE N.º 1

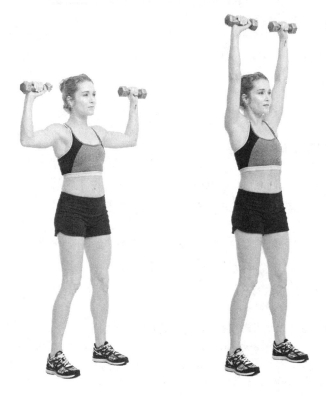

1a. TRABAJO DE HOMBROS CON PESAS

Sujeta una pesa en cada mano. Sitúa los pies en el suelo con firmeza y separados a la altura de la cadera. Dobla los codos y lleva las pesas a los lados de los hombros hasta la oreja, asegurándote de girar las muñecas para que las palmas miren hacia delante. Esta es la posición de inicio. Ahora, suelta aire mientras empujas las pesas hacia arriba hasta que casi se toquen arriba del todo. Luego, tras una breve pausa en esa posición contraída, baja despacio las pesas hasta la posición inicial mientras coges aire. Haz 10 repeticiones.

1b. REMO INCLINADO CON PESAS

Sitúa los pies en el suelo con firmeza y separados a la altura de la cadera. Con una pesa en cada mano (las palmas mirándose entre sí), dobla las rodillas ligeramente y lleva el torso hacia delante doblando la cintura. Mientras te inclinas, asegúrate de mantener la espalda recta hasta que forme un ángulo de 60 grados. Las pesas deberían quedar justo delante cuando los brazos caigan en perpendicular hacia el suelo. Esta es tu posición de inicio.

Mientras mantienes el torso quieto, dobla los codos y levanta las pesas a los lados (al tiempo que sueltas aire), con los brazos cerca del cuerpo. Cuando estés en la posición de máxima contracción, aprieta los músculos de detrás y aguanta un segundo. Vuelve a bajar despacio las pesas hasta la posición inicial mientras coges aire. Haz 10 repeticiones.

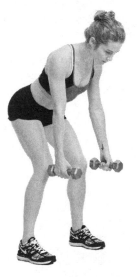
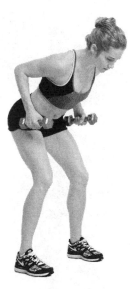

SUPERSERIE N.º 2

2a. SENTADILLAS CON PESAS

Ponte recto de pie con una pesa en cada mano (con las palmas hacia los costados de las piernas). Separa los pies a la altura de los hombros, con los dedos apuntando un poco hacia fuera. Mantén la cabeza alta todo el tiempo (si miras hacia abajo perderás el equilibrio) y la espalda recta. Esta será tu posición de inicio.

Empieza a bajar despacio el torso doblando las rodillas y sentándote hacia atrás con el peso sobre los talones, de manera que mantengas una postura recta con la cabeza alta. Sigue bajando hasta que los muslos queden paralelos al suelo. Si has realizado el ejercicio correctamente, la parte frontal de las rodillas deberían formar una línea recta imaginaria y perpendicular con los dedos de los pies. Si las rodillas están más allá de los dedos de los pies, ejercen más presión de la debida. Empieza a levantar el torso al tiempo que sueltas aire empujando contra el suelo, principalmente con los talones, mientras estiras las piernas de nuevo y vuelves a la posición inicial. Haz 10 repeticiones.

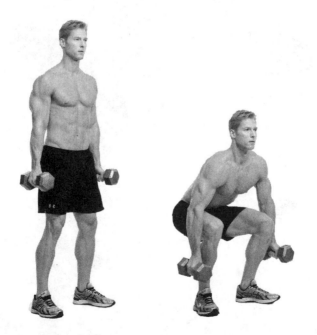

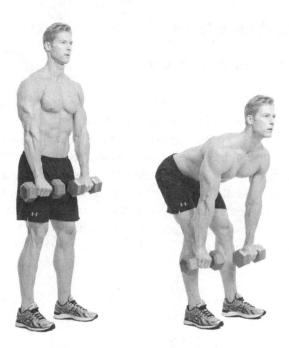

2b. LEVANTAMIENTO DE PESAS CON LAS PIERNAS ESTIRADAS

Sujeta unas pesas delante de los muslos, con las palmas hacia ti. Ponte de pie con el torso recto y las piernas separadas a la altura de los hombros o a menos distancia. Las rodillas tienen que estar un poco flexionadas. Esta es la posición de inicio.

Con las rodillas quietas, baja las pesas junto a las piernas hasta los pies, manteniendo las piernas rectas pero no bloqueadas, doblando la cintura con la espalda recta. Sigue moviéndote hacia delante, como si fueras a coger algo del suelo, hasta que sientas los tendones estirados. Suelta aire al hacer este movimiento. Empieza a levantar el torso recto de nuevo estirando las caderas y la cintura hasta que vuelvas a la posición inicial.

Haz 10 repeticiones.

SUPERSERIE N.º 3

3a. ZANCADAS CON PESAS

Empieza de pie con los pies a la altura de los hombros y sujetando las pesas a los lados con los brazos estirados. Da un paso hacia delante con una pierna, flexionando las rodillas para que bajen las caderas. Desciende hasta que la rodilla de detrás casi toque el suelo. El torso debería mantenerse recto y la rodilla de delante, en perpendicular al pie de delante. Levántate de nuevo hasta recuperar la posición inicial mientras mantienes el peso sobre los talones. Da un paso hacia delante con el pie trasero para repetir la zancada con el pie contrario. Haz 10 repeticiones con cada pierna.

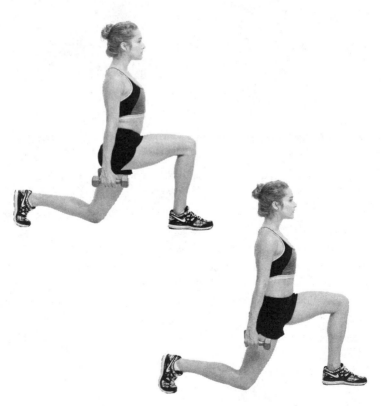

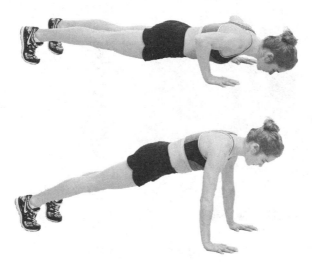

3b. FLEXIONES

Túmbate en el suelo boca abajo con las manos a los lados, junto a los hombros, y los pies separados a la altura de los hombros. Levanta las caderas, los muslos y el pecho del suelo de manera que el peso lo soporten los pies y las manos. Esta es la posición de inicio. Suelta aire mientras estiras los brazos y empujas el cuerpo hacia arriba hasta que queden rectos. Intenta mantener la cabeza, la cadera y los tobillos alineados como si tu cuerpo fuera una plancha. Tras una breve pausa arriba, inspira mientras bajas el cuerpo. Haz 10 repeticiones.

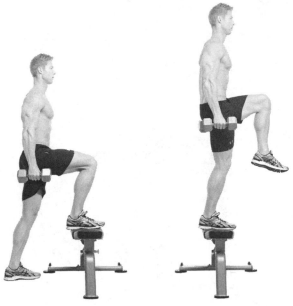

SUPERSERIE N.º 4

4a. SUBIR UN ESCALÓN LEVANTANDO LA RODILLA

Ponte de pie delante de una caja o un banco que llegue a la altura de la espinilla, con los pies separados a la altura de la cadera y en paralelo. Sube el pie derecho y colócalo con firmeza encima del banco. Esta es la posición de inicio. Ahora cambia el peso al pie derecho al tiempo que empujas con el talón derecho, estiras la pierna derecha y levantas la rodilla izquierda. En el momento álgido del movimiento, deberías estar de pie sobre la pierna derecha encima del banco con el muslo izquierdo en perpendicular al cuerpo y paralelo al suelo. Invierte el movimiento para dar un paso atrás con la pierna izquierda y plantarla en el suelo. Retira el pie derecho del banco y colócalo en el suelo de manera que los pies queden en paralelo de nuevo. Repite el movimiento en el lado contrario, subiendo al banco con la pierna izquierda y levantando la rodilla derecha hacia el aire. Repite la secuencia 10 veces por cada lado.

Variación: Añade pesas (como en la ilustración) o aumenta la altura del banco para incrementar la dificultad del ejercicio.

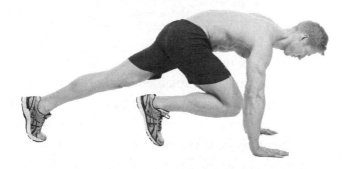

4b. ESCALADORES

Ponte a gatas, descansando el peso en las manos y los pies. Flexiona la rodilla y la cadera izquierdas mientras doblas la pierna derecha, de manera que la rodilla se acerque al codo derecho. Invierte con un movimiento explosivo la posición de las piernas, estirando la pierna derecha de nuevo hasta tenerla recta, apoyada en el pie, y levantando la rodilla izquierda hacia el codo izquierdo a la vez. Repite por turnos hasta hacer 10 repeticiones por cada lado.

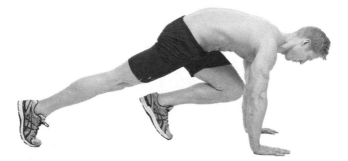

EL ENTRENAMIENTO CERO BARRIGA CON BARRA

La barra de pesas es el utensilio más básico para lo que los adictos al gimnasio llaman entrenamiento de resistencia progresivo y los humanos, levantamiento de pesas. No hay nada más sencillo que una barra con pesas en los extremos, pero es esa simple elegancia lo que la convierte en un objeto tan preciado para ejercitar el cuerpo. En el siguiente entrenamiento se utiliza solo una barra para trabajar todo el cuerpo directamente, además de los abdominales de forma indirecta. Consiste en un circuito de tres superseries que se repiten cuatro veces. No hay descanso entre los dos ejercicios de cada superserie, pero sí 1 minuto de pausa entre cada superserie y 2 minutos entre los circuitos.

No deberías tardar más de 20 minutos en completar este entrenamiento, pero si lo haces bien estarás completamente agotado cuando termines.

El entrenamiento cero barriga con barra

Ejercicio	Repeticiones	Descanso
SUPERSERIE N.º 1		
1a. Levantamiento de pie	10	Ninguno
1b. Flexión con barra	10	30 s
SUPERSERIE N.º 2		
2a. Remo inclinado (agarre por encima)	10	Ninguno
2b. Plancha con barra	30 s aguantando	30 s
SUPERSERIE N.º 3		
3a. Zancada inversa	10 cada pierna	Ninguno
3b. Remo inclinado (agarre por debajo)	10	120 s

¡Repite el circuito 3 veces más para llega al total de 4!

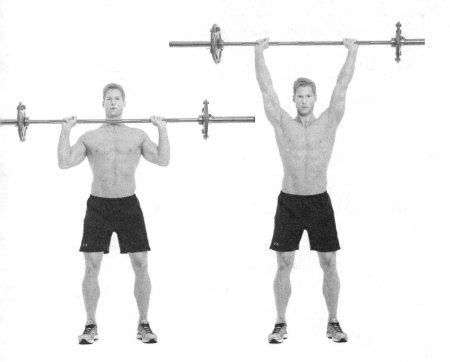

SUPERSERIE N.º 1

1a. LEVANTAMIENTO DE PIE

Coloca una barra en un soporte a la altura de los hombros. Agárrala por encima, con las manos un poco más separadas de los hombros. Levanta la barra del soporte y sujétala delante de ti a la altura de los hombros. Esta es la posición de inicio. Ahora empuja la barra recta por encima de la cabeza, y recuerda mantener la espalda recta y los ojos mirando al frente o un poco más arriba. Cuando estés en el punto más alto, los brazos deberían estar completamente rectos. Vuelve a la posición de inicio y haz un total de 10 repeticiones.

1b. FLEXIÓN CON BARRA

Es igual que una flexión estándar, pero en vez de colocar las manos en el suelo, en esta ocasión agarras el eje de una barra de pesas en el suelo. Ten cuidado porque la barra tendrá tendencia a rodar. Tu objetivo es mantener los músculos del estómago tensos para sujetarla en su sitio mientras haces las flexiones.

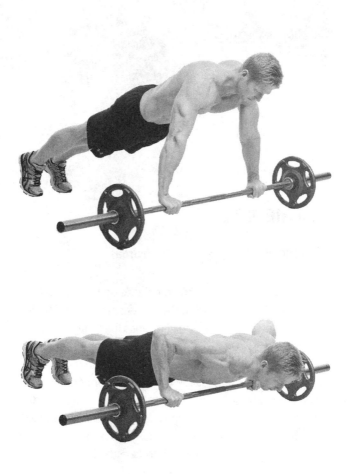

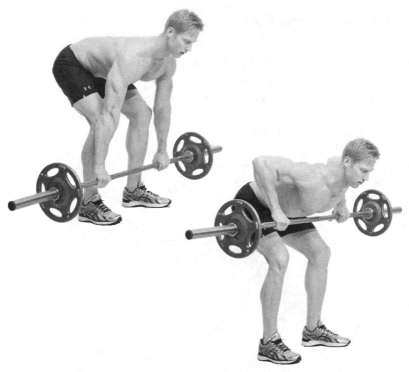

SUPERSERIE N.º 2

2a. REMO INCLINADO (agarre por encima)

Coloca una barra de pesas en el suelo delante de ti e inclínate sobre la cadera con las rodillas ligeramente flexionadas hasta que puedas bajar y cogerla. Agárrala por encima, con las manos ligeramente más separadas que los hombros. Pon recta la espalda y forma un ángulo con la cadera de manera que el torso quede unos grados por encima del paralelo con el suelo. Esta es la posición de inicio. Ahora empuja los codos hacia atrás mientras levantas la barra hasta justo por debajo del esternón. Aprieta los omóplatos en el punto más alto del movimiento, luego baja la barra para completar una repetición. Estira del todo cuanto termines cada repetición y aprieta bien cuando estés arriba.

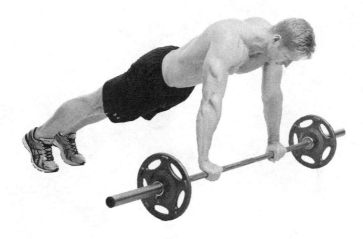

2b. PLANCHA CON BARRA

Coloca una barra en el suelo y adopta la posición para empujar hacia arriba, con las manos separadas a la altura de los hombros. Deberías tener el cuerpo rígido y recto como una plancha, formando una línea recta desde la cabeza hasta los pies. De nuevo, existe un grado de dificultad añadida al intentar que la barra no salga rodando por debajo. Mantén la posición durante 30 segundos.

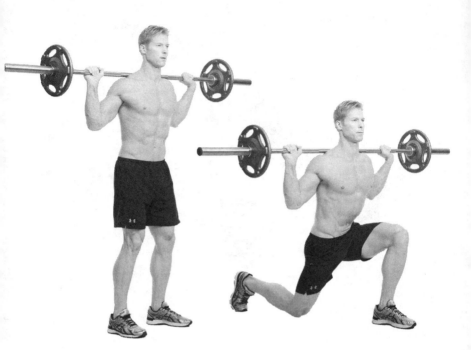

SUPERSERIE N.º 3

3a. ZANCADA INVERSA

Coloca una barra de pesas sobre los hombros, como si cargaras cubos de agua. Da un gran paso hacia atrás con un pie, manteniendo el pie plano y con los ojos mirando al frente. Ahora baja en esa posición hasta que la rodilla de la pierna trasera roce el suelo. Levántate hasta volver a la posición de pie, luego da un paso atrás con la pierna contraria y repite la secuencia. Sigue alternando así hasta que hayas hecho 10 repeticiones con cada pierna.

3b. REMO INCLINADO (agarre por debajo)

Sigue las instrucciones del remo inclinado (agarre por encima) de la página 234, pero invierte el agarre para que las palmas queden por debajo de la barra.

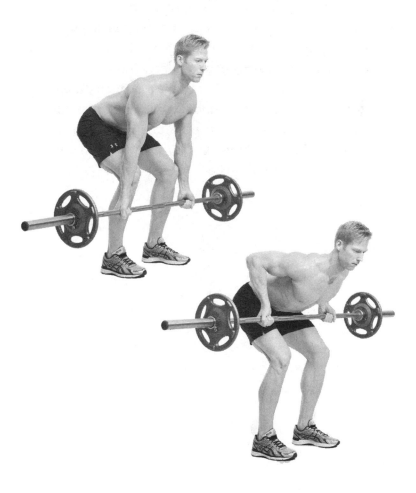

EL ENTRENAMIENTO CERO BARRIGA CON MANCUERNAS

Las mancuernas presentan una ventaja evidente frente a su prima la barra de pesas: las manos no están fijas, como en la barra, así que ofrecen la ventaja de poder trabajar cada lado del cuerpo de forma independiente. Esto significa que el brazo derecho que tanto trabaja no puede intervenir y ayudar al vago brazo izquierdo, así que lo fortaleces todo.

Para este entrenamiento necesitarás un banco y un par de mancuernas. Deberías tardar unos 20 minutos en completarlos. Recuerda empezar con un peso que puedas mantener durante 10 repeticiones limpias. Esto significa no hacer movimientos bruscos, ¡céntrate en la forma!

El entrenamiento cero barriga con mancuernas

Ejercicio	Repeticiones	Descanso
SUPERSERIE N.º 1		
1a. Esprínter	10 cada lado	Ninguno
1b. Zancada inversa	10 cada lado	60 s
SUPERSERIE N.º 2		
2a. Levantamiento de pesas de pie	10	Ninguno
2b. Plancha con mancuernas	30 s aguantando	30 s
SUPERSERIE N.º 3		
3a. Ejercicio de tríceps de pie	10 cada pierna	Ninguno
3b. Balanceo de mancuernas	10	120 s

¡Repite el circuito 3 veces!

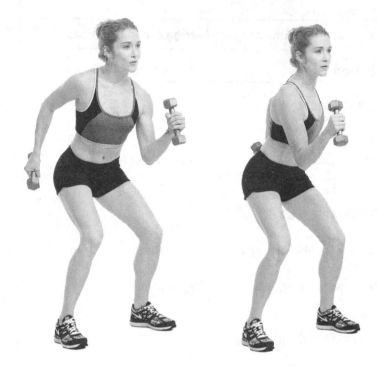

SUPERSERIE N.º 1

1a. ESPRÍNTER

Colócate de pie con los pies juntos y una mancuerna ligera en cada mano. Agáchate hasta que las rodillas formen un ángulo de unos 45 grados. Ahora balancea los brazos adelante y atrás alternándolos. Básicamente se trata de imitar el movimiento de correr sin mover las piernas. Aunque por el movimiento parecerá que estás balanceando las pesas, asegúrate de controlarlo utilizando solo un leve impulso para que el movimiento sea constante. Alterna el movimiento hasta que hayas hecho 10 repeticiones con cada brazo, 20 en total.

1b. ZANCADA INVERSA

Ponte de pie con los brazos a los lados y una mancuerna en cada mano. Da un gran paso atrás con un pie, manteniendo el pie plano y los ojos mirando al frente. Ahora desciende hasta que la rodilla de la pierna trasera roce el suelo. Vuelve a levantarte hasta quedar de pie, luego da un paso atrás con la pierna contraria y repite la secuencia. Sigue alternando el movimiento así hasta que hayas hecho la cantidad de repeticiones indicada para cada pierna.

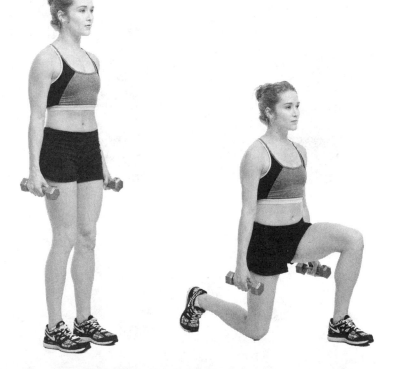

SUPERSERIE N.° 2

2a. LEVANTAMIENTO DE PESAS DE PIE

Coge dos mancuernas y sujétalas delante de ti a la altura de los hombros, con las palmas una frente a la otra. Empuja las mancuernas hacia arriba al tiempo que rotas los brazos; en el punto más alto del movimiento, las palmas deberían mirar hacia fuera y los codos deberían estar rectos. Mantén la mirada fija al frente o un poco más arriba. Ahora vuelve a bajar las pesas hasta que queden delante de los hombros, rotándolas para volver a la posición inicial.

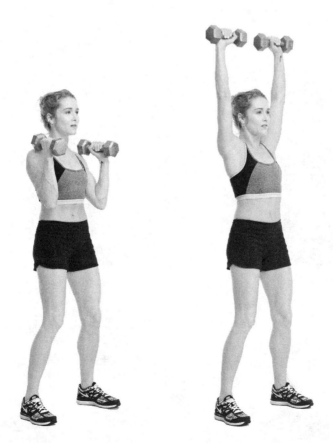

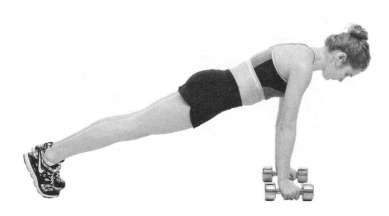

2b. PLANCHA CON MANCUERNAS

Coloca dos mancuernas en el suelo y ponte en posición de hacer una flexión, con las manos sobre las mancuernas a la altura de los hombros. Deberías tener el cuerpo rígido y recto como una plancha, formando una línea recta desde la cabeza hasta los pies. Existe un grado de dificultad añadida porque trabajarás para impedir que las mancuernas salgan rodando por debajo. Mantén la posición durante 30 segundos.

SUPERSERIE N.º 3

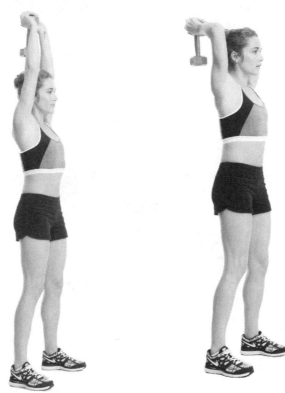

3a. EJERCICIO DE TRÍCEPS DE PIE

Colócate de pie con los pies separados a la altura de los hombros. Agarra el extremo de una mancuerna con ambas manos y estira los brazos hasta que queden rectos por encima de la cabeza. Esta es la posición inicial. Con los antebrazos quietos, coge aire al tiempo que doblas los codos para bajar el peso por detrás de la cabeza. Deberías sentir que los tríceps se estiran. Suelta el aire mientras bajas el peso hasta la posición inicial en un suave movimiento de arqueo.

3b. BALANCEO DE MANCUERNAS

Agarra el mango de una mancuerna entre ambas manos. Colócate de pie con los pies separados a la altura de los hombros. Con los brazos y la espalda recta, baja el torso. Vuelve a colocarte de pie mientras balanceas la mancuerna arriba y adelante enfrente de ti. En el punto más alto, la mancuerna debería estar alineada con la cabeza. Deja que la mancuerna vuelva entre las piernas antes de usar el impulso del balanceo para volver a colocarla delante.

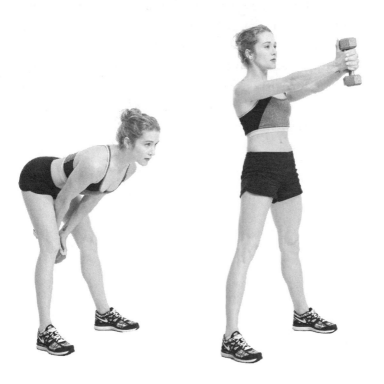

EL ENTRENAMIENTO CERO BARRIGA EN SUSPENSIÓN

El aparato de entrenamiento en suspensión es sencillo pero muy funcional, y fue diseñado originalmente por Randy Hetrick, un ex SEAL de la Marina estadounidense. A Randy le costaba seguir sus entrenamientos cuando estaba fuera de casa: no le resultaba fácil llevarse una barra o un par de mancuernas en las misiones especiales. Puso a prueba sus habilidades de costura y creó lo que se convertiría en el prototipo del TRX moderno con un viejo cinturón de jiujitsu y una cincha de paracaídas. Fue en 1988. Hoy en día, el sistema de entrenamiento en suspensión TRX es un fenómeno mundial y ha generado una serie de productos parecidos.

Para este entrenamiento concreto, cualquier aparato de entrenamiento en suspensión de calidad servirá. El plan está diseñado para trabajar el cuerpo entero con cada ejercicio, y el torso es una parte importante.

El entrenamiento cero barriga EN SUSPENSIÓN

Ejercicio	Tiempo	Descanso
1. Esprínter de inicio	30 s cada pierna	60 s
2. Sentadillas	30 s	60 s
3. Levantamiento de cadera y		
tendones	30 s	60 s
4. Flexión inclinada	30 s	60 s
5. Remo	30 s	60 s
6. Lateral trasero	30 s	60 s
7. Estiramiento de rodillas	30 s	60 s
8. Ejercicio de brazos	30 s	60 s
9. Plancha con los brazos	30 s	60 s
rectos	30 s	60 s
10. Encogimiento del cuerpo	30 s	60 s

¡Repite el circuito entero una vez!

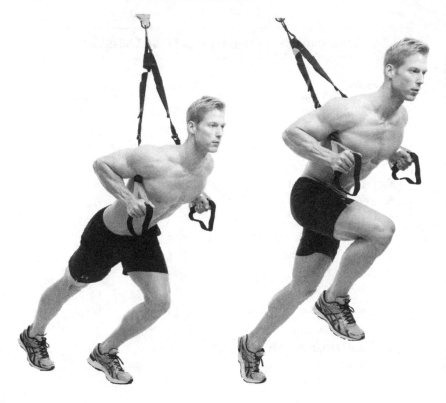

1. ESPRÍNTER DE INICIO

Agarra las asas y sujétalas a los lados a la altura del pecho. Las cintas deberían estar a una distancia que te permita inclinarte hacia delante lo suficiente para que el cuerpo esté en un ángulo parecido al que tendría si fueras a empezar un esprint. Coloca los pies en posición de dar un paso, levanta la rodilla trasera como si estuvieras corriendo y luego llévala hacia atrás. Repítelo durante 30 segundos, luego cambia de pie y haz el movimiento con la pierna contraria.

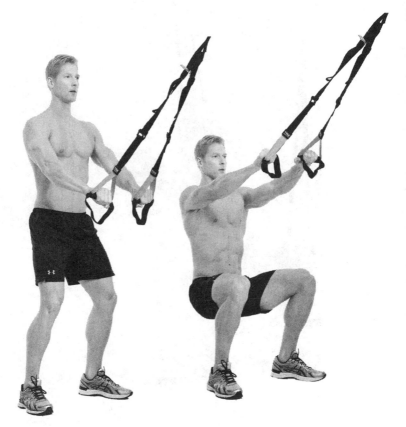

2. SENTADILLAS

Sujeta las asas en suspensión con firmeza a la altura de la cadera y, con las cintas en tensión para conseguir estabilidad, coloca los pies firmes en el suelo, separados a la altura de los hombros. Con la espalda recta, desciende hasta que los muslos justo pasen la línea paralela que forman con el suelo, luego levántate para recuperar la posición de pie. Repítelo durante 30 segundos.

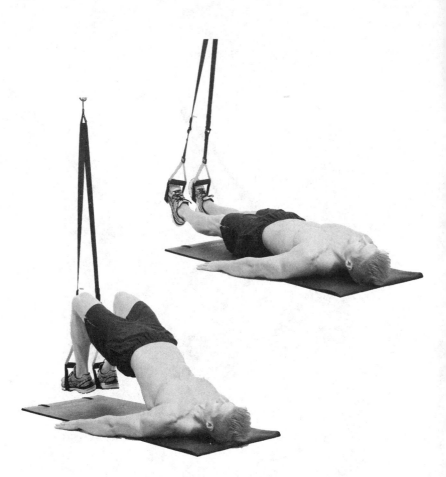

3. LEVANTAMIENTO DE CADERAS Y TENDONES

Túmbate boca arriba con las piernas rectas y las suelas apoyadas con fuerza en las asas en suspensión. Con los brazos a los lados y las palmas presionando contra el suelo, levanta las rodillas y la pelvis hasta que las pantorrillas estén perpendiculares al suelo. Vuelve despacio a la posición de inicio y repítelo.

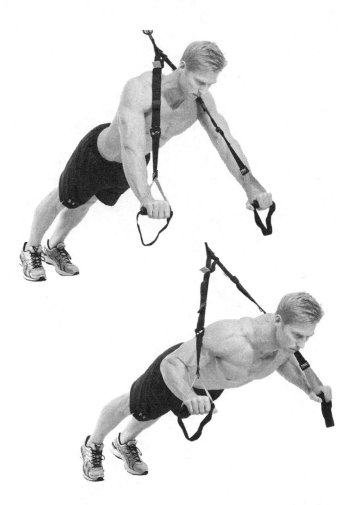

4. FLEXIÓN INCLINADA

Coloca las asas en suspensión como mínimo a un pie del suelo, dependiendo de la fuerza que tengas. Agarra las asas y haz una flexión, manteniendo las asas estables. Cuanto más altas queden las asas, más fácil será el ejercicio.

5. REMO

Ponte de pie de cara a las cintas de suspensión, agarra las asas y, con los pies bien plantados en el suelo, inclínate hacia atrás hasta que los brazos queden totalmente estirados. Con la espalda recta, mueve los codos hacia atrás para impulsarte tú hacia delante. Vuelve a estirar los brazos despacio y repítelo. La longitud a la que coloques las cintas y la distancia a la que te sitúes del aparato donde estén colgadas las cintas determinarán la dificultad del ejercicio.

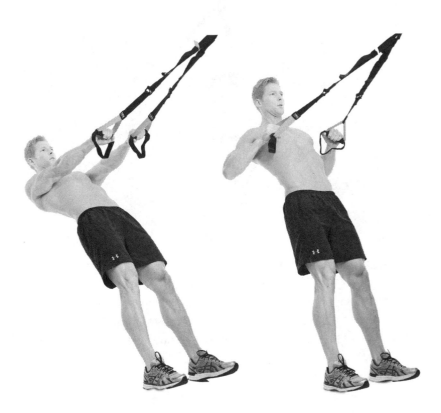

6. LATERAL TRASERO

Colócate en una posición parecida a la del remo, pero un poco más lejos de las cintas, ya que este ejercicio es más exigente. Inclínate hacia atrás hasta que los brazos queden completamente estirados y justo delante de ti. Ahora arquea los brazos a los lados en un movimiento inverso al gesto de abrazar, empujando el cuerpo hacia delante hasta que las manos queden alineadas con el torso. Vuelve despacio a la posición inicial y repite el movimiento.

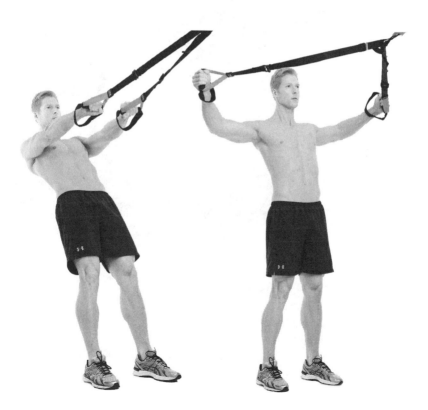

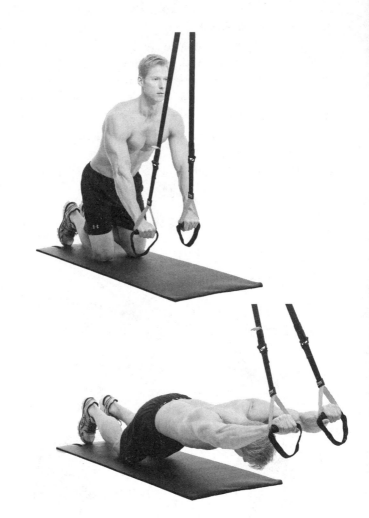

7. ESTIRAMIENTO DE RODILLAS

Arrodíllate en una colchoneta delante de las cintas en suspensión con las asas colocadas muy cerca del suelo. Agarra las asas y empújalas hacia delante hasta que los brazos y el torso formen una línea recta, luego vuelve a contraer el cuerpo para completar una repetición.

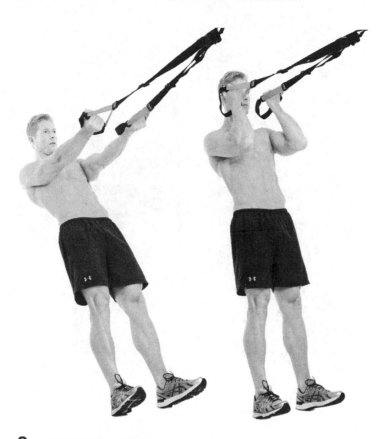

8. EJERCICIO DE BRAZOS

Colócate de cara a las cintas, a unas decenas de centímetros de ellas. Agarra las asas por debajo e inclínate hacia atrás hasta que el cuerpo quede recto en algún punto entre un ángulo de 45 y 60 grados con el suelo. Empuja el cuerpo hacia las asas, doblando los codos, hasta que los brazos formen un ángulo de 90 grados. Vuelve a la posición inicial para completar una repetición.

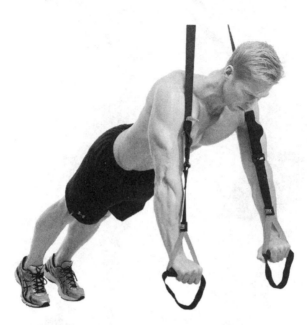

9. PLANCHA CON LOS BRAZOS RECTOS

Coloca las asas en su posición más baja y ponte como si fueras a hacer una flexión, con los brazos estirados y el cuerpo recto como una plancha de la cabeza a los pies. La clave es controlar el movimiento de las cintas. Si al principio resulta demasiado difícil, intenta hacer el ejercicio con las rodillas apoyadas.

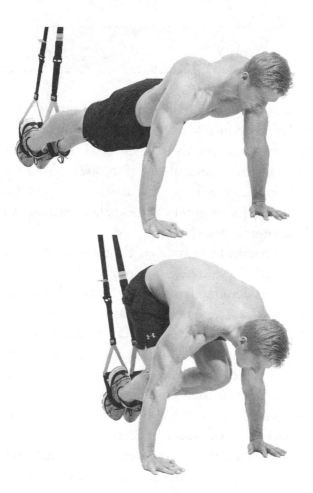

10. ENCOGIMIENTO DEL CUERPO

Arrodíllate de espaldas a las cintas de suspensión, luego coloca los empeines en las asas, que deberían estar en la posición más baja (a un pie del suelo). Empuja las rodillas hacia el pecho y luego hacia atrás hasta que las piernas queden estiradas para completar una repetición.

EL ENTRENAMIENTO CERO BARRIGA HIIT CON EL PESO CORPORAL

Hay un aparato que absolutamente todo el mundo tiene, sea cual sea su nivel de ingresos o de compromiso con un estilo de vida activo: el cuerpo. Es maravilloso. Lo creas o no, se puede hacer un entrenamiento intenso que no solo trabaje todos los principales grupos musculares (centro incluido), sino que además queme grasa y aumente la capacidad cardíaca, y todo sin usar accesorios.

Este entrenamiento se basa en el protocolo de entrenamiento HIIT, que ha sido objeto de multitud de estudios durante las últimas décadas. Las siglas corresponden a *High Intensity Interval Training* (entrenamiento intermitente de alta intensidad), y consta de breves períodos de actividad intensa divididos por descansos que duran la mitad que el período de actividad. A pesar de que los entrenamientos HIIT tradicionales a menudo se realizan en bicicletas estáticas, este está compuesto por ejercicios con el peso del cuerpo, de manera que se potencia al máximo la eficiencia aeróbica al tiempo que se trabajan los músculos de todo el cuerpo. Este entrenamiento sorprende por su intensidad, ¡tanta que con cuatro sesiones de solo 4 minutos a la semana bastará!

El entrenamiento cero barriga HIIT con el peso corporal

Todos los ejercicios deben hacerse lo más rápido posible sin perder la forma.

3 minutos: Calienta en una máquina de cardio estática, da saltos abriendo y cerrando las piernas, o corre en el sitio

20 segundos: Correr en el sitio (levantando las rodillas)

10 segundos: Descanso

20 segundos: Escaladores

10 segundos: Descanso

20 segundos: Saltos de patinador (de lado a lado, imitando el movimiento de un patinador)

10 segundos: Descanso

20 segundos: Flexiones (con los codos pegados al cuerpo)

10 segundos: Descanso

Repite una vez el ciclo de trabajo/descanso

3 minutos: Enfría con cualquiera de los movimientos de calentamiento anteriores.

1. CALENTAMIENTO: SALTOS ABRIENDO Y CERRANDO LAS PIERNAS

Colócate con los pies separados algo menos que los hombros, y las manos en los costados. Salta abriendo las piernas todo lo que puedas al tiempo que levantas los brazos a los lados y llevas las manos por encima de la cabeza, con las palmas hacia delante. Acto seguido, vuelve a saltar y pon de nuevo manos y pies en la posición inicial. Repítelo a un ritmo cómodo sin parar mientras dure el calentamiento.

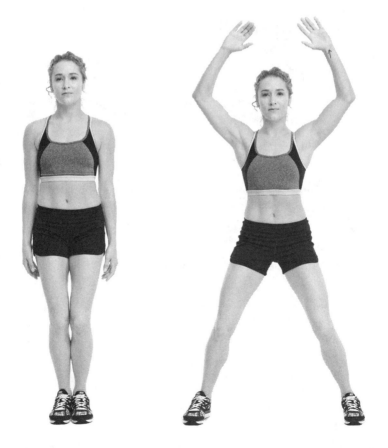

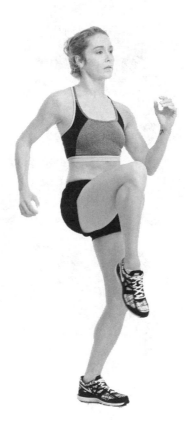

2. CORRER EN EL SITIO (rodillas levantadas)

Corre sin moverte del sitio levantando las rodillas todo lo que puedas y moviendo las piernas lo más rápido posible, durante 20 segundos.

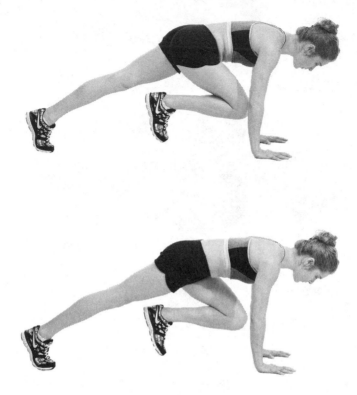

3. ESCALADORES

Ponte en posición de hacer flexiones, con los brazos rectos. Levanta las caderas al tiempo que llevas una rodilla hacia el pecho, luego invierte rápidamente la posición de las piernas mientras llevas la otra rodilla adelante. El movimiento debería ser dinámico: en vez de mover simplemente una pierna después de la otra, coge un ritmo parecido al de correr, en el que ambos pies quedan por encima del suelo durante un breve instante.

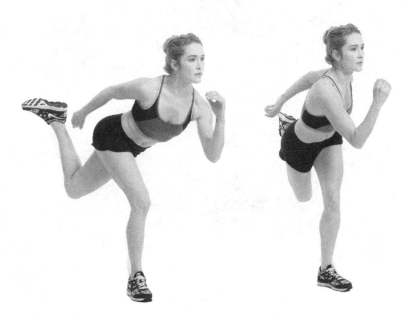

4. SALTOS DE PATINADOR

Partiendo de una postura encogida con los pies bien juntos, da un salto lateral a la izquierda, aterrizando sobre el pie izquierdo, con el pie derecho levantado por detrás, el brazo derecho delante del torso y el izquierdo a un lado. Ahora salta hacia la derecha, aterrizando sobre el pie derecho e invirtiendo la posición del resto de las extremidades. Debería ser un movimiento suave y cómodo que imite el de un patinador velocista en acción.

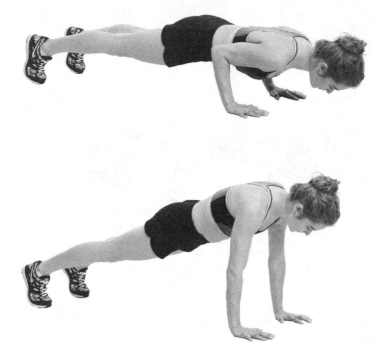

5. FLEXIONES

Túmbate boca abajo con las manos a los lados, junto a los hombros, y los pies separados a la altura de la cadera. Levanta la cadera, los muslos y el pecho del suelo de manera que el peso lo soporten los dedos de los pies y las palmas. Esta es la posición inicial. Espira al tiempo que estiras los brazos y empujas el cuerpo hasta que estos queden rectos. Intenta mantener la cabeza, la cadera y los tobillos alineados como si el cuerpo fuera una plancha recta. Tras una breve pausa en la posición superior, inspira mientras bajas el cuerpo. Haz 10 repeticiones.

EL ENTRENAMIENTO CERO BARRIGA CON PESAS RUSAS

Las pesas rusas son esas que parecen balas de cañón con las asas arriba, tan peligrosas cuando alguien las balancea cerca de ti. En tus manos, en cambio, son armas infalibles contra la gordura.

Realiza este entrenamiento como un circuito, pasando por cada ejercicio en orden sin descansos entre uno y otro, luego descansa durante 3 minutos antes de volver a empezar. Con cinco circuitos ya tendrás el trabajo hecho.

El entrenamiento cero barriga con pesas rusas	
Ejercicio	**Repeticiones**
1. Balanceo	10
2. Remo en plancha	5 por cada lado
3. Sentadilla profunda	10
4. Levantamiento con un brazo	5 por cada lado

1. BALANCEO

Colócate con los pies un poco más separados que los hombros, la espalda recta y los tendones y los glúteos firmes, luego inclínate hacia delante en dirección a las rodillas para coger la pesa rusa colocada entre los pies. Usando los brazos como ganchos, empuja la cadera hacia fuera y balancea la pesa delante de ti hasta que llegue a la altura de los hombros. Deja que baje con el balanceo mientras la guías entre las piernas. Usa el impulso creado por el balanceo al volver para levantarla cuando vuelva a estar entre las piernas. Es un movimiento complicado que depende de la fluidez, así que no lo fuerces.

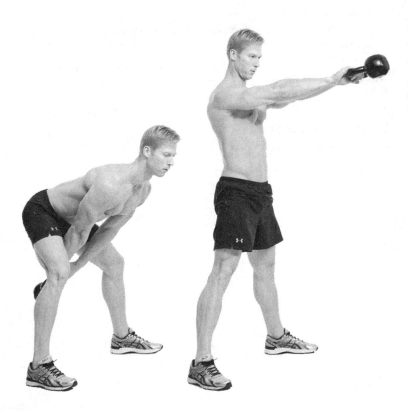

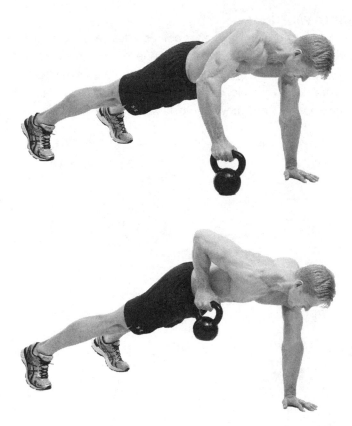

2. REMO EN PLANCHA

Ponte en posición de plancha con un brazo recto, palma izquierda sobre el suelo y la mano derecha agarrando el asa de una pesa rusa. Gira el asa hasta que quede alineada con el torso. Apoya el peso en el brazo izquierdo, inspira mientras levantas la pesa rusa recta hacia la caja torácica. Suelta el aire mientras la vuelves a bajar al suelo. Haz 5 repeticiones, luego cambia las manos y haz otras 5 repeticiones con la mano izquierda.

3. SENTADILLA PROFUNDA

Agarra una pesa rusa con ambas manos por los lados del asa contra el pecho. Con los pies separados un poco más que los hombros y apuntando ligeramente hacia fuera, haz una sentadilla hasta que los muslos queden en paralelo con el suelo, manteniendo la espalda recta y la mirada al frente durante todo el movimiento. Levántate con suavidad para completar la repetición.

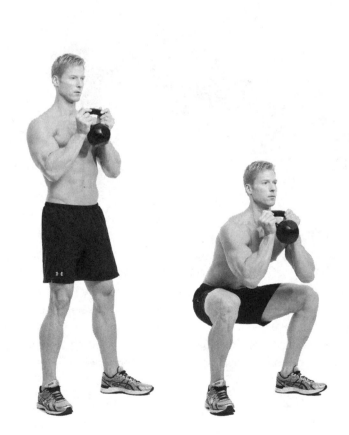

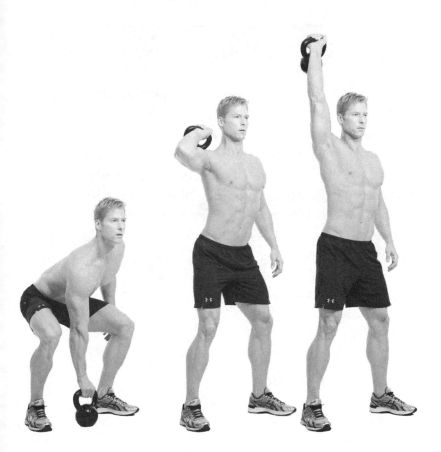

4. LEVANTAMIENTO CON UN BRAZO

Colócate con los pies un poco más separados que los hombros y una pesa rusa entre los pies. Inclínate sobre las rodillas y, con la espalda recta, levanta la pesa hasta la altura de los hombros y deja caer un poco la bola de manera que se apoye en el omóplato. Desde ahí, levanta la pesa recta, con la bola apoyada en el antebrazo. Vuelve a colocar la bola sobre el hombro y luego de nuevo en el suelo para completar una repetición.

EL ENTRENAMIENTO CERO BARRIGA CON PELOTA SUIZA

Las pelotas suizas son engañosas. Son pelotas grandes de goma llenas de aire, parecen blandas y mullidas, y lo son si lo único que haces es sentarte en ellas. En cambio, si las incluyes en tu rutina de gimnasia, tendrás un arma muy efectiva en tu lucha contra el gran bulto. El truco es usar su inestabilidad inherente en tu beneficio. Mientras trabajas para estabilizarte contra la tendencia natural de la pelota a rodar, activas una serie de músculos, los superficiales y los más profundos de la sección intermedia del cuerpo, comúnmente conocido como el «centro».

Repite el siguiente circuito tres veces, con 2 minutos de descanso entre cada circuito.

El entrenamiento cero barriga con pelota suiza

Ejercicio	Repeticiones	Tiempo
1. Sentadilla de pared	15	–
2. Flexión	10	–
3. Asiento en equilibrio	–	10 s
4. Estiramiento	15	–
5. Levantamiento de cadera	10	–
6. Abdominal lateral	10	–
7. Leñador	10 por cada lado	–
8. Levantamiento de brazo/	10 por cada lado	–
pierna alternado		–
9. Descanso		2 min

Repite el circuito 2 veces más para llegar a un total de 3.

1. SENTADILLA DE PARED

Colócate de pie con la espalda contra la pared y la pelota suiza entre la espalda y la pared a la altura de la cadera. Pon los talones a unos 2 pies de la pared y deja los brazos colgando a los lados. Haz una sentadilla recta, dejando que la pelota suba rodando por la espalda a medida que tú desciendes. Para cuando los muslos estén paralelos al suelo, luego incorpórate para completar una repetición.

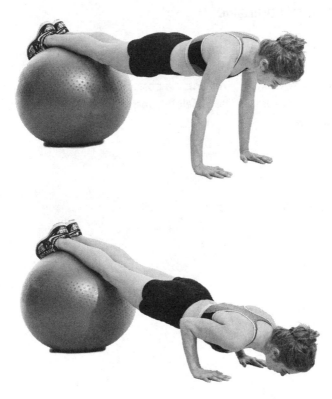

2. FLEXIÓN

Haz una flexión normal, pero con los pies o las espinillas encima de una pelota suiza. La postura más difícil es con los pies sobre la pelota, pero con las espinillas es más fácil. Si te cuesta mantener la estabilidad, presiona la pelota contra la pared o en un rincón.

3. ASIENTO EN EQUILIBRIO

Siéntate en la pelota suiza con la espalda recta y las rodillas juntas. Con las manos en los costados o en la nuca, levanta los dos pies del suelo unos centímetros e intenta aguantar la posición durante 10 segundos. Para empezar, puedes apoyar la pelota contra la pared para conseguir más estabilidad.

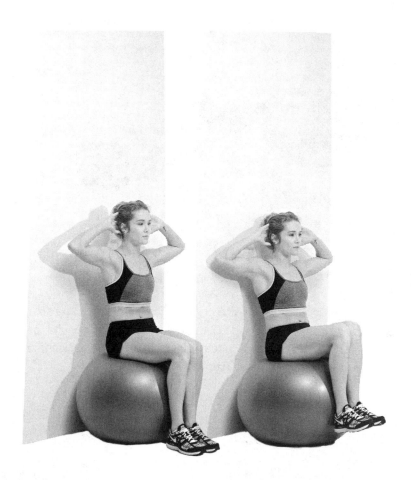

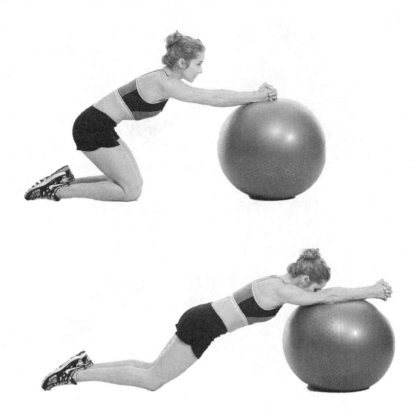

4. ESTIRAMIENTO

Apoyada sobre las rodillas, junta las manos y coloca los antebrazos encima de la pelota suiza. Estira el torso hacia delante, rodando sobre los brazos estirados, y vuelve a la posición inicial para completar una repetición.

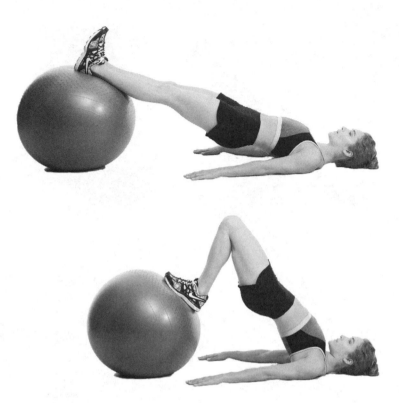

5. LEVANTAMIENTO DE CADERA

Túmbate boca arriba con la pelota suiza en los pies. Levanta las piernas y coloca los talones y las pantorrillas encima de la pelota. Ahora encoge las piernas hacia los glúteos al tiempo que te elevas sobre la pelota, hasta que las plantas de los pies queden encima de la pelota y la cadera esté bien levantada. Vuelve despacio a la posición inicial para completar una repetición.

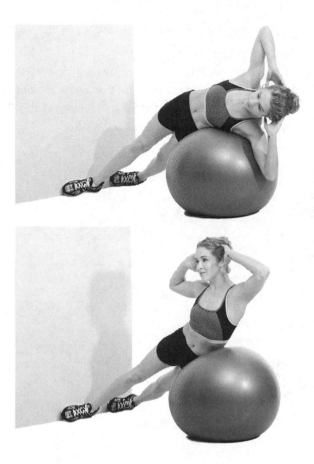

6. ABDOMINAL LATERAL

Coloca la pelota suiza a unos centímetros de la pared. Apoya una cadera contra la pelota y los pies separados donde se juntan la pared y el suelo. Une las manos en la nuca y empuja el codo superior hacia la pared hasta que el torso quede casi erguido. Invierte el movimiento estirando bien la caja torácica antes de volver a empujar el torso hacia la pared.

7. LEÑADOR

Sujeta la pelota suiza con ambas manos con los pies separados y las rodillas dobladas. Balancea la pelota delante de ti en un movimiento en diagonal, desde el punto más alto en un lado al más bajo en el otro. Tras completar 10 repeticiones por un lado, hazlas por el otro.

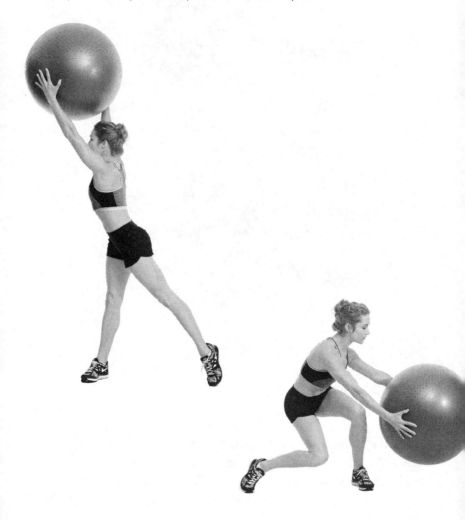

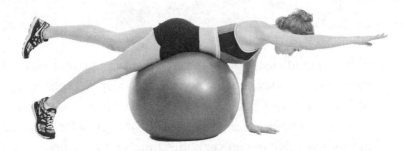

8. LEVANTAMIENTO DE BRAZO/PIERNA ALTERNADO

Túmbate boca abajo con la pelota justo debajo del abdomen. Mantén la parte anterior de las plantas de los pies y/o las manos en el suelo. Levanta el brazo derecho y la pierna izquierda hasta que queden alineados con tu cuerpo y cuenta hasta dos. Vuelve a la posición inicial, luego repítelo con el otro brazo y la otra pierna.

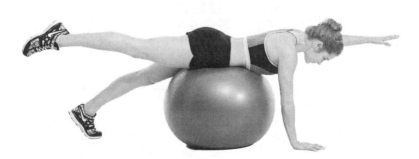

EL ENTRENAMIENTO CERO BARRIGA CON BALÓN MEDICINAL

El balón medicinal podría ser la herramienta para hacer ejercicio más antigua conocida por el hombre, pues existen pruebas de que hace 3.000 años los griegos y los persas utilizaban vejigas de animales llenas de arena. Por suerte, los gimnasios modernos cuentan con versiones mucho menos bastas, pero siguen siendo una herramienta esencial porque son muy eficaces para trabajar el centro.

Existen dos tipos de balones medicinales: los que están hechos de un material blando rellenos de arena o con relleno y peso, y los balones más nuevos de goma, algunos con unas asas moldeadas. Cualquiera te servirá para el siguiente entrenamiento, que se debería realizar cuatro veces seguidas con 3 minutos de descanso entre circuito y circuito.

El entrenamiento cero barriga con balón medicinal

Ejercicio	Repeticiones	Tiempo
1. Zancada	20 pasos	
2. Plancha	–	20 s
3. Levantamiento desde el suelo	10	
4. Flexión alternada	5 por cada lado	
5. Rotación en V sentado	10 por cada lado	
6. Sentadilla contra la pared		20 s
7. Descanso		3 min

Repite el circuito 3 veces (para llegar a un total de 4).

1. ZANCADA

Sujeta el balón medicinal con ambas manos a la altura del pecho. Da un paso largo hacia delante y baja el cuerpo hasta que la rodilla trasera roce el suelo. La pantorrilla delantera debería quedar perpendicular al suelo. Incorpórate al tiempo que das otro paso adelante con la pierna trasera. Cada paso debería ser largo, controlado e intencionado.

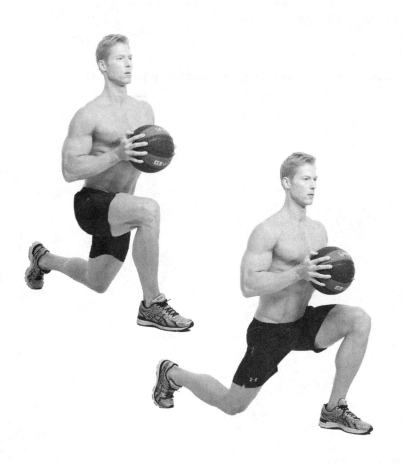

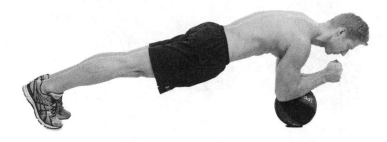

2. PLANCHA

Colócate en la posición de plancha estándar con los antebrazos apoyados en el balón medicinal. Asegúrate de mantener la espalda recta y los glúteos apretados durante 20 segundos.

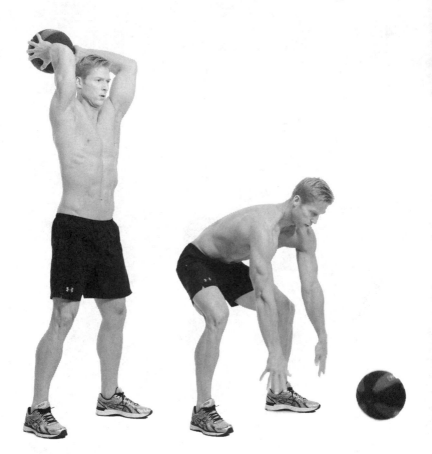

3. LEVANTAMIENTO DESDE EL SUELO

Levanta el balón medicinal por encima de la cabeza y luego lánzalo con fuerza al suelo a unos centímetros de ti. Vuelve a levantar el balón y repítelo.

4. FLEXIÓN ALTERNADA

Colócate en posición para hacer una flexión, pero con una mano encima del balón medicinal. Haz una flexión. Cuando estés arriba, retira del balón la mano que está elevada y hazlo rodar hasta la otra, luego baja la mano elevada al suelo. Haz otra flexión, esta vez con la mano contraria elevada.

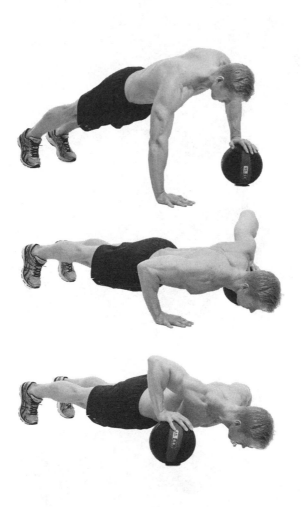

5. ROTACIÓN EN V SENTADO

Siéntate en el suelo, con las rodillas dobladas. Sujetando el balón medicinal a la altura del pecho, inclínate un poco hacia atrás al tiempo que levantas ligeramente los pies del suelo. Estira los brazos delante de ti y mueve el balón a un lado del cuerpo hasta que toque el suelo y luego hacia el otro, aproximadamente a la altura de la cadera.

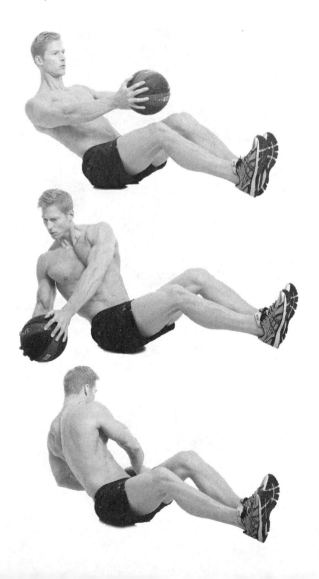

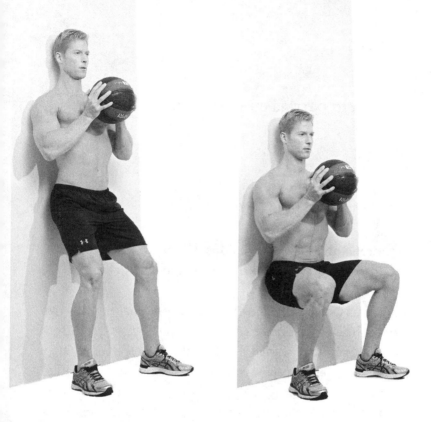

6. SENTADILLA CONTRA LA PARED

Ponte de pie con la espada contra la pared, a una distancia de unos 30 centímetros entre la pared y los talones. Coge el balón medicinal y sujétalo a la altura del pecho. Inclínate hacia atrás hasta que la espalda quede apoyada en la pared, luego baja deslizándote contra la pared hasta que los muslos queden paralelos al suelo. Las pantorrillas deberían quedar en perpendicular al suelo. Mantén esta postura durante 20 segundos.

10

Cero barriga en siete minutos al día

Entrenamientos superrápidos del centro del cuerpo
para los días que no tienes tiempo de entrenar

Empezar un programa de ejercicios es como hacer despegar un avión Jumbo. Requiere una cantidad enorme de energía hacer que esa mole avance por la pista y se eleve en el aire, pero una vez te mueves a una buena velocidad, en realidad el vuelo no es tan difícil.

Sin embargo, igual que con un avión, cuando paras es complicado reemprender el vuelo. Por eso fracasan tantos programas de ejercicios. Consigues unas semanas o meses de buen trabajo, y de pronto los niños se resienten, o se avecina una entrega de trabajo, o llega el apocalipsis zombi y, ¡zas!, te has saltado dos o cuatro o seis entrenamientos seguidos, y ¿qué sentido tiene? Vuelves al sofá con tu helado.

Ahí es cuando intervienen los entrenamientos de 7 minutos. Entre los días de entrenamiento o cuando estés de vacaciones, o cuando simplemente no consigas reunir el dinero de la fianza para volver a tu rutina, estarás en disposición de seguir un entrenamiento que te acercará a tus objetivos CERO

BARRIGA. La mayoría de los entrenamientos no requieren ningún equipamiento, así que puedes hacerlos casi en cualquier sitio, sin excusas. Además, al añadir fuerza al centro, mostrarás unos abdominales aún más impresionantes cuando la grasa de la barriga desaparezca.

Siete minutos, solo te pido eso. Mejor dicho, es lo único que tienes que pedirte a ti mismo.

ENTRENAMIENTO DE ABDOMINALES PARA PRINCIPIANTES

Colócate en la posición de plancha hasta que hayas aguantado 90 segundos en total: haz las series que necesites para lograrlo. Entre serie y serie, descansa el mismo tiempo que has estado aguantando en esta posición. Si has aguantado 30 segundos en tu primera serie, descansa 30 segundos después. Haz lo mismo con la plancha lateral por ambos lados. A medida que vayas estando más fuerte, prolonga el tiempo que aguantas cada posición.

1. PLANCHA

Repeticiones: Aguanta 90 segundos
Descanso: El mismo tiempo que has aguantado la plancha
Colócate en posición de hacer flexiones pero con el torso apoyado en los antebrazos. Aprieta los abdominales y aguanta el cuerpo en línea recta todo el tiempo que puedas.

2. PLANCHA LATERAL (izquierda)

Repeticiones: Aguanta 60 segundos en total
Descanso: El mismo tiempo que hayas aguantado la plancha lateral
Túmbate sobre el costado izquierdo, con el antebrazo izquierdo apoyado en el suelo. Levanta la cadera de manera que el cuerpo forme una línea recta y aprieta los abdominales: el peso debería recaer en el antebrazo izquierdo y el borde del pie izquierdo.

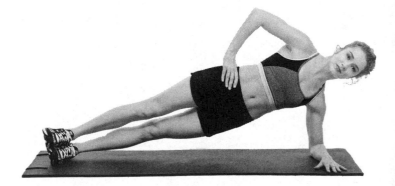

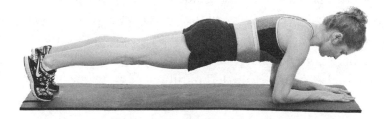

3. PLANCHA LATERAL (derecha)

Repeticiones: Aguanta 60 segundos en total
Descanso: El mismo tiempo que hayas aguantado la plancha lateral

Haz la plancha lateral tal y como se describe en la página anterior, pero en el lado derecho.

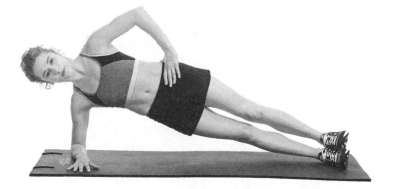

Los 360

En esta rutina vas a rotar 360 grados sobre un plano lateral, empezando con la espalda en el suelo y terminando en la misma posición. Por el camino te moverás en el sentido de las agujas del reloj en giros de un cuarto, haciendo siete ejercicios en total en un intervalo de 7 minutos. Te conviene utilizar un cronómetro que te avise cada vez que tengas que cambiar de posición. Al final del minuto 7 deberías sentir una quemazón en todo el centro, y habrás sentado las bases para que aparezcan unos abdominales de escándalo.

Hay que hacer los ejercicios siguiendo la secuencia y sin descanso entre uno y otro.

Ejercicio	Tiempo
1. Abdominal inversa	60 s
2. Abdominal alternada	60 s
3. Plancha (lado derecho)	60 s
4. Plancha	60 s
5. Plancha (lado izquierdo)	60 s
6. Abdominales con los brazos estirados	60 s
7. Patadas de bicicleta	60 s

1. ABDOMINAL INVERSA

Túmbate boca arriba con los brazos a los lados, las palmas hacia abajo y las piernas levantadas en perpendicular al suelo. Empujando con los abdominales, impulsa la pelvis hacia el techo y vuelve a la posición inicial de manera controlada para completar una repetición.

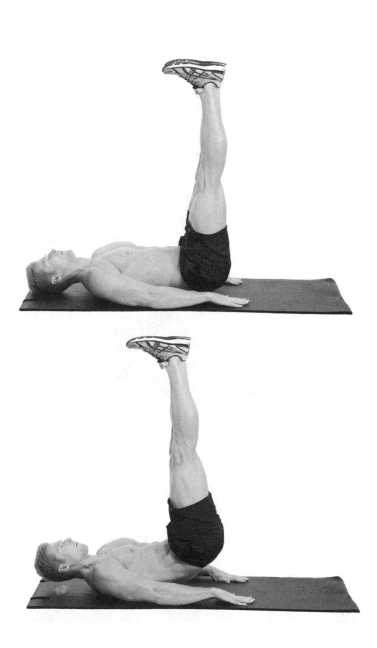

2. ABDOMINAL ALTERNADA

Túmbate boca arriba con las manos detrás de la nuca o sobre las orejas, y las rodillas dobladas de manera que las plantas de los pies queden bien firmes sobre el suelo. Levanta el torso y rota la cintura, intentando tocar la rodilla derecha con el codo izquierdo, seguido de la rodilla izquierda con el codo derecho. Sigue alternando durante 60 segundos.

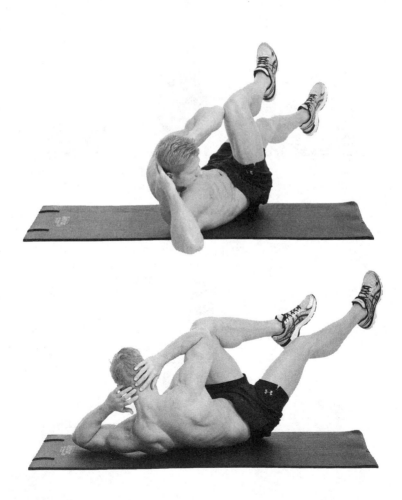

3. PLANCHA (lado derecho)

Túmbate en el suelo sobre el costado derecho, luego levántate sobre el codo derecho, asegurándote de que el cuerpo forma una línea recta perfecta.

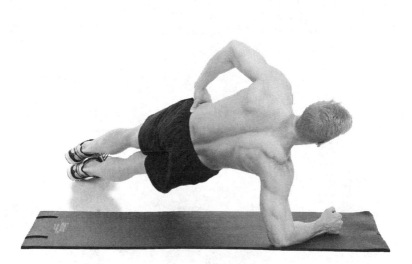

4. PLANCHA

Túmbate boca abajo en el suelo, luego levántate sobre los dos codos de manera que los brazos formen un ángulo de 90 grados justo debajo de los hombros. Mantén el cuerpo recto desde los hombros hasta los pies. Si al principio el movimiento resulta demasiado difícil, haz pausas y baja las rodillas al suelo para apoyarte.

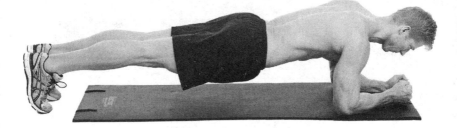

5. PLANCHA (lado izquierdo)

Túmbate en el suelo sobre el lado izquierdo, luego levántate sobre el codo izquierdo, asegurándote de que el cuerpo forme una línea recta perfecta. Si al principio el movimiento resulta demasiado difícil, baja la rodilla izquierda al suelo para apoyarte.

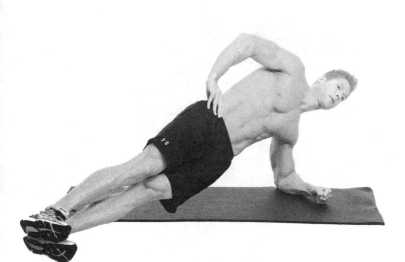

6. ABDOMINALES CON LOS BRAZOS ESTIRADOS

Túmbate boca arriba con las rodillas dobladas, de manera que las plantas de los pies queden firmes sobre el suelo. Mantén los brazos rectos delante de ti de manera que queden perpendiculares al suelo. Ahora levántate todo lo que puedas, imagina que intentas tocar el cielo, luego deja que el torso retroceda de nuevo hasta quedar en posición supina. Recuerda que debes rodar arriba y abajo, en vez de mantener la espalda recta.

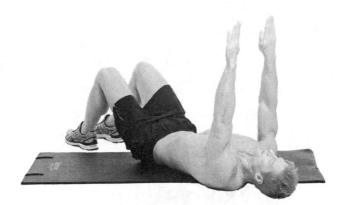

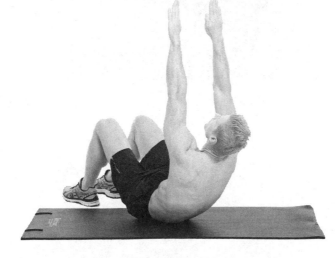

7. PATADAS DE BICICLETA

Túmbate boca arriba con las manos detrás de la nuca o en las orejas, y la cadera y las rodillas dobladas a 90 grados de manera que las pantorrillas queden en paralelo al suelo. Ahora pedalea con los pies en el aire como si montaras en bicicleta, dibujando pequeños círculos alternos.

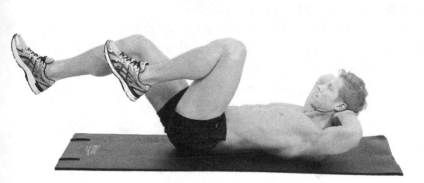

El dúo dinámico

El centro del cuerpo, al ser el ancla que une el torso con las piernas, recibe una tonelada de trabajo siempre que realizas movimientos dinámicos. Por eso los atletas y los jugadores de rugby tienen unos abdominales tan increíbles. No los desarrollaron haciendo abdominales y levantamientos de piernas, sino que es la acción de correr en sí la que hace que los músculos abdominales se contraigan a la fuerza mientras piernas y brazos impulsan con agresividad.

El siguiente entrenamiento utiliza movimientos parecidos a los que hacen los corredores, y el resultado es una rutina de abdominales potente que fortalecerá y desarrollará sutilmente la parte central, además de quemar calorías, lo que ayuda a poner más de relieve los frutos de tu esfuerzo. Consiste en dos ejercicios «dinámicos» —correr en el sitio con las rodillas en alto durante 30 segundos, luego dar saltos de rana durante 30 segundos—, seguidos de 30 segundos de descanso activo en forma de plancha.

Ejercicio	Tiempo
1. Correr en el sitio (rodillas en alto)	30 s
2. Salto de rana	30 s
3. Plancha	30 s
Descanso 20 s	
Haz 4 circuitos.	

1. CORRER EN EL SITIO (rodillas en alto)

Cuando corras sin moverte del sitio, levanta las rodillas como mínimo hasta la cadera. Para asegurarte de que las levantas lo suficiente, puedes empezar poniendo las manos enfrente a la altura de la cadera. Intenta tocar cada rodilla con la mano contraria.

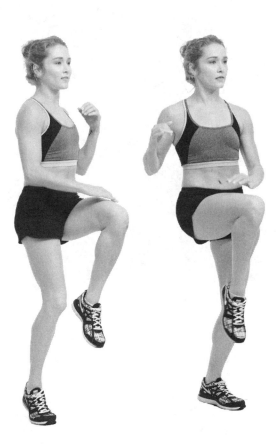

2. SALTO DE RANA

Colócate de pie con los pies separados a la altura de los hombros. Con un movimiento fluido, primero agáchate y descansa las manos en el suelo delante de ti, luego empuja los pies hacia atrás hasta que quedes en posición de hacer una flexión. Vuelve a poner los pies en la posición original e incorpórate de un salto estirando los brazos hacia el techo para completar una repetición.

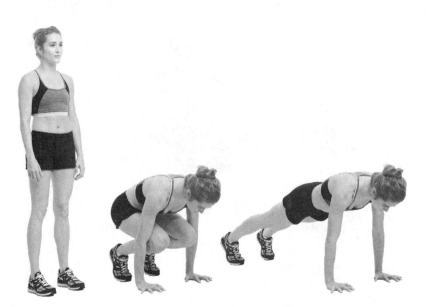

3. PLANCHA

Túmbate boca abajo en el suelo, luego impúlsate hacia arriba sobre los codos de manera que los brazos formen un ángulo de 90 grados con los codos justo debajo de los hombros. Mantén el cuerpo recto desde los hombros hasta los pies. Si al principio el movimiento resulta demasiado difícil, haz pausas bajando las rodillas para apoyarte en el suelo.

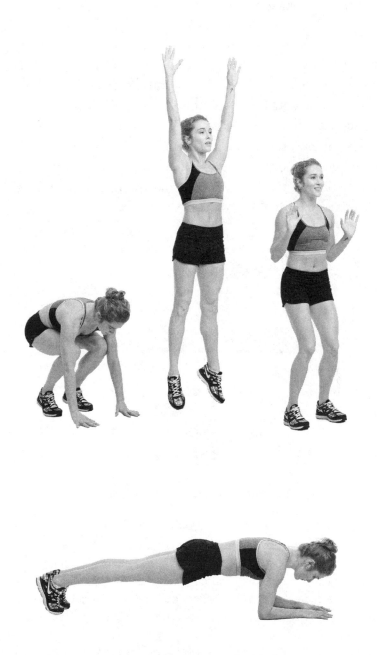

EL TÚNEL DEL TIEMPO

Pon un cronómetro a 7 minutos. Haz todas las repeticiones que puedas del primer ejercicio, luego descansa lo que necesites. Pasa al siguiente ejercicio y repite el proceso. En el caso de la plancha, aguanta lo máximo posible (en vez de hacer repeticiones). Repite los ejercicios en orden hasta que terminen los 7 minutos. Cuenta las repeticiones que haces de cada movimiento y apunta el total al final. Cada vez que repitas el entrenamiento, intenta completar más repeticiones en total en la misma cantidad de tiempo.

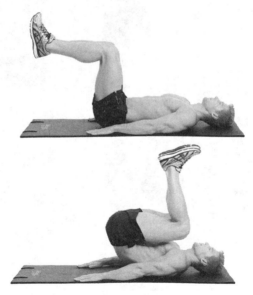

1. ABDOMINAL CON LAS PIERNAS EN VERTICAL

Túmbate en el suelo boca arriba, con los brazos a los lados y las palmas hacia abajo. Dobla la cadera y las rodillas a 90 grados, de manera que las pantorrillas queden en paralelo al suelo. Aprieta los abdominales y haz rodar la cadera hacia ti de manera que se levanten del suelo y las rodillas lleguen al pecho. Vuelve a hacer rodar la cadera hasta el suelo.

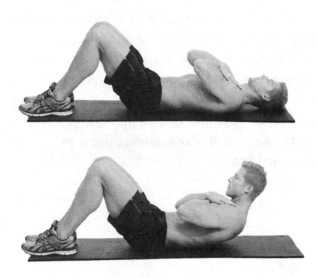

2. ABDOMINAL CLÁSICO

Túmbate en el suelo boca arriba y dobla las rodillas a 90 grados de manera que los pies queden planos en el suelo. Cruza los brazos en el pecho. Levanta el torso solo hasta que los omóplatos se separen del suelo.

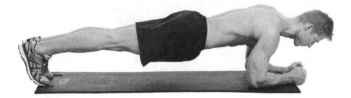

3. PLANCHA

Colócate en posición para hacer una flexión y luego dobla los codos 90 grados de manera que los antebrazos queden planos en el suelo. Aprieta los abdominales y aguanta el cuerpo en línea recta todo lo que puedas.

7 MINUTOS EN EL INFIERNO

Utiliza un cronómetro para invertir 1 minuto en realizar cada uno de estos siete ejercicios. Haz todas las repeticiones que puedas en ese tiempo, descansando lo que necesites. En cuanto agotes cada minuto, pasa al siguiente ejercicio enseguida. Para la plancha y las planchas laterales, mantén la posición 1 minuto cada una, o el tiempo que puedas. Cada vez que repitas el entrenamiento, intenta hacer más repeticiones para cada ejercicio.

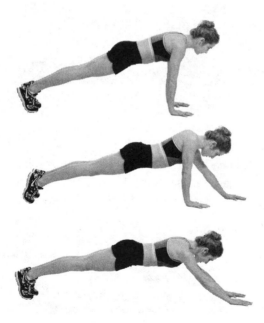

1. ANDAR DESDE POSICIÓN DE FLEXIÓN

Colócate en posición de flexión, contrayendo los abdominales y con el cuerpo recto. A partir de ahí, da un paso adelante con las manos hasta que notes que la zona lumbar está a punto de combarse. Vuelve a poner las manos en la posición inicial y repite.

2. LEVANTAMIENTO DE PIERNAS

Túmbate en el suelo boca arriba y estira los brazos hacia atrás para agarrar las patas de una silla, de un banco o los tobillos de tu compañero para ayudarte. Con las piernas rectas, levántalas en el aire hasta que queden verticales. Vuelve a bajarlas pero detente a unos 3 centímetros del suelo.

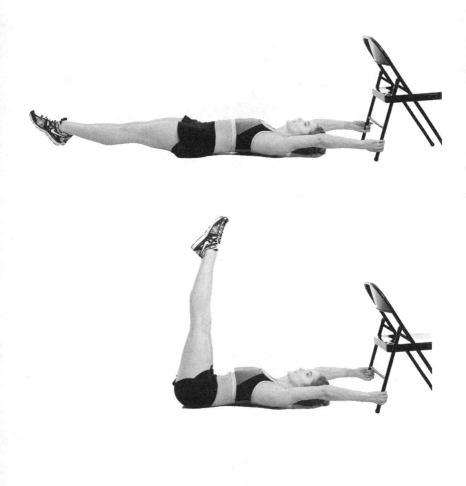

3. ABDOMINALES CON LOS BRAZOS ESTIRADOS

Túmbate en el suelo boca arriba y dobla las rodillas 90 grados de manera que los pies queden planos sobre el suelo. Estira los brazos hacia
delante. Levanta el torso hasta que los omóplatos queden separados
del suelo.

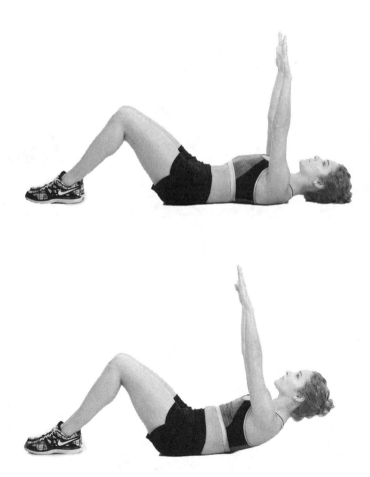

4. PATADAS LIGERAS

Túmbate en el suelo boca arriba con las piernas rectas y los brazos a los lados. Contrae los abdominales y levanta las piernas del suelo unos centímetros. Patalea rápido arriba y abajo con un movimiento parecido al de unas tijeras.

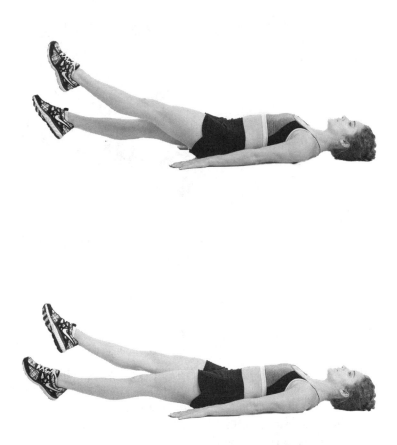

5. PLANCHA

Colócate en posición de hacer flexiones y luego dobla los codos 90 grados de manera que los antebrazos queden planos sobre el suelo. Contrae los abdominales y mantén el cuerpo en línea recta todo lo que puedas.

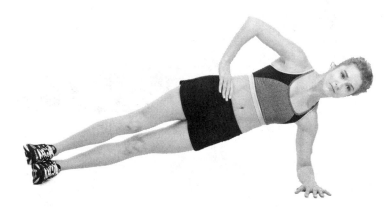

6. PLANCHA LATERAL (izquierda)

Túmbate sobre el costado izquierdo, con el antebrazo izquierdo sobre el suelo para apoyarte. Levanta la cadera de manera que el cuerpo forme una línea recta y contrae los abdominales: el peso debería recaer sobre el antebrazo izquierdo y el borde del pie izquierdo. Mantén la posición el tiempo que puedas.

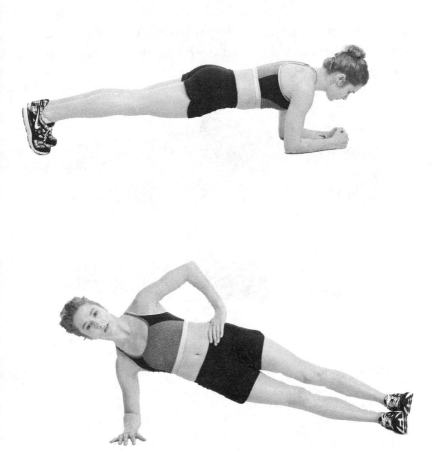

7. PLANCHA LATERAL (derecha)

Haz la plancha lateral tal y como se explica en el ejercicio anterior, pero sobre el lado derecho.

ARRIBA Y ABAJO, DE LADO A LADO

Alterna series de sierras y limpiaparabrisas, descansando 30 segundos después de la sierra y 60 segundos después del limpiaparabrisas. Haz tres series de cada uno.

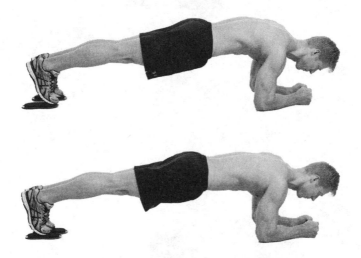

1. SIERRA

Series: 3 repeticiones 10-15

Descanso: 30 s

Colócate en posición de hacer flexiones y dobla los codos 90 grados de manera que los antebrazos queden planos sobre el suelo. Apoya los pies sobre unos antideslizantes (se venden en cualquier tienda de artículos del hogar), una toalla (si el suelo es de cera o de baldosas suaves) o unos platos de papel. Con los abdominales contraídos, desliza el cuerpo hacia atrás empujando los antebrazos contra el suelo. Llega hasta donde puedas sin que se te hunda la cadera. Luego impúlsate hacia delante todo lo posible. Eso es una repetición.

2. LIMPIAPARABRISAS

Series: 3 repeticiones: 8-10

Descanso: 60 s

Túmbate boca arriba en el suelo con los brazos estirados a los lados en un ángulo de 90 grados. Levanta las piernas de manera que queden rectas y verticales. Gira la cadera y baja las piernas a la izquierda, pero sin tocar el suelo. Repítelo a la derecha. Eso es una repetición.

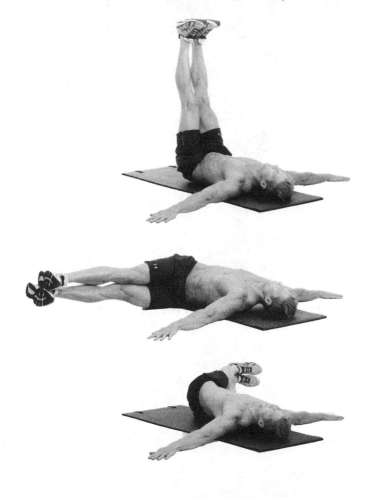

Suelo inestable

Haz los ejercicios como un circuito. Realiza todas las repeticiones que puedas para un movimiento en 30 segundos y luego pasa al siguiente ejercicio. Descansa entre 45 y 60 segundos después del circuito, y repite hasta hacer un total de tres circuitos.

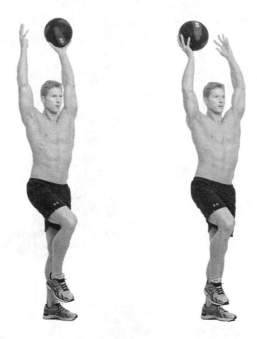

1. LANZAMIENTO DE PELOTA CON UNA SOLA PIERNA

Ponte de pie sobre una pierna sujetando un balón medicinal, una pelota de fútbol o una pelota ligera por encima de la cabeza en la mano contraria. Contrae los abdominales. Pasa la pelota de mano a mano con suavidad y cuidado mientras mantienes el equilibrio. Cada pase es una repetición. Sigue manteniendo el equilibrio sobre la misma pierna hasta que te canses, luego cambia de pierna cuando lo necesites.

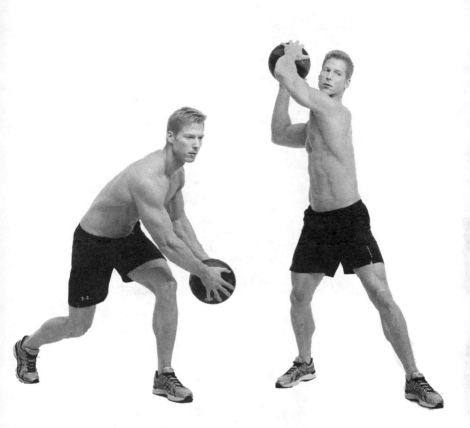

2. LEÑADOR INVERSO

Colócate con las piernas abiertas como si fueras a dar un paso y dobla hacia delante la cadera, sujetando un balón medicinal hacia la parte exterior de la rodilla delantera. Balancea de forma explosiva el balón hacia atrás y por encima del hombro contrario (pero sin soltarlo). Los abdominales tendrán que trabajar para hacer que los brazos bajen despacio. Haz repeticiones durante 15 segundos en un lado, luego cambia las piernas y haz 15 segundos en el otro lado.

3. GIRO RUSO

Siéntate en el suelo con las rodillas dobladas y los pies planos sobre el suelo delante de ti. Estira los brazos, sujetando el balón delante del pecho. Gira el cuerpo con energía a un lado todo lo que puedas, y luego al otro.

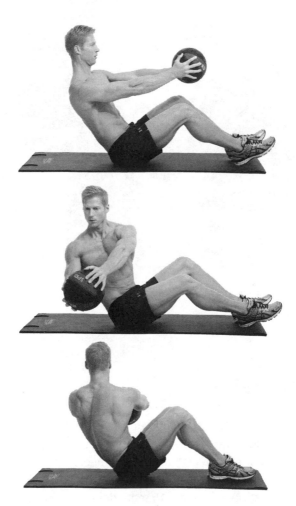

¡EXTRA CERO BARRIGA PARA MAMÁ Y PAPÁ!

ENTRENAMIENTO EN EL PARQUE INFANTIL

Haz los ejercicios como un circuito, completa una serie de cada uno y descansa 30 segundos entre cada movimiento. Repítelo durante 7 minutos.

1. Caída con columpio
Repeticiones: 8-10
Descanso: 30 s
Colócate de pie detrás de un columpio y agarra el asiento con ambas manos, con los brazos estirados. Contrae los abdominales y estira los brazos hacia delante de manera que el cuerpo baje hacia el suelo, manteniéndolo recto. Sigue hasta que sientas que estás a punto de perder la tensión en los abdominales y luego vuelve a poner los brazos en la posición inicial.

2. Levantamiento de piernas en las barras trepadoras
Repeticiones: Todas las que se puedan
Descanso: 30 s
Cuélgate de las barras con las manos separadas a la altura de los hombros. Contrae los abdominales y levanta las piernas para tocar las barras. Si te cuesta demasiado, dobla las rodillas y levántalas hasta el pecho.

3. Plancha lateral con columpio
Repeticiones: Aguanta lo que puedas en cada lado
Descanso: 30 s
Túmbate sobre el costado izquierdo, con el antebrazo izquierdo apoyado en el suelo. Levanta la cadera de manera que el cuerpo forme una línea recta y contrae los abdominales; el peso debería recaer sobre el antebrazo izquierdo y el borde del pie izquierdo. Aguanta 30 segundos y luego repítelo en la derecha.

¡HAZLO EN PEQUEÑAS DOSIS!

Reduce y regula el azúcar en sangre con breves sesiones de ejercicios para que el corazón bombee.

Varias sesiones breves de ejercicio tipo tentempié pueden ayudar a controlar el azúcar en sangre mejor que un solo entrenamiento continuo, según recientes estudios que se suman a un corpus cada vez mayor de pruebas que confirman la conveniencia de repartir el ejercicio a lo largo del día.

Científicos de Nueva Zelanda descubrieron que hombres y mujeres con diabetes de tipo 2 que hacían tres «aperitivos» de ejercicio de 10 minutos antes del desayuno, el almuerzo y la cena presentaban niveles de azúcar en sangre después de las comidas menores que en la prueba básica. Una sola sesión de sudor de 30 minutos también reducía los niveles de glucosa en sangre de los participantes, pero solo en los que hacían las breves sesiones de ejercicio los efectos eran visibles durante todo el día, no solo después de una comida, y duraban unas veinticuatro horas.

Los entrenamientos CERO BARRIGA más largos descritos en el capítulo diez se optimizan para quemar grasa, crear músculo y fortalecer el centro, y deberían constituir la base de la rutina de ejercicio. Pero los aperitivos de ejercicios son fantásticos para los días en los que vas justo de tiempo o tienes prevista una comida «cero culpa» con gran cantidad de carbohidratos, que generan insulina. El aperitivo de 10 minutos puede consistir en cualquier tipo de actividad física mientras suponga un 9 en una escala de esfuerzo del 1 al 10. Para algunas personas, correr a ritmo moderado bastará para sudar, pero a medida que te conviertas en un ninja CERO BARRIGA más en forma, deberás aumentar la intensidad de los ataques. Aquí tienes mi manera favorita de tomarte ese aperitivo.

CIRCUITO DE APERITIVO EN 10 MINUTOS

1 minuto de saltar a la cuerda
1 minuto de saltos con las piernas abiertas
1 minuto con las rodillas en alto
1 minuto de saltos de rana
1 minuto de sentadillas
1 minuto de saltar a la cuerda
1 minuto de saltos con las piernas abiertas
1 minuto con las rodillas en alto
1 minuto de saltos de rana
1 minuto de sentadillas

11

La limpieza cero barriga en siete días

Una semana para estar más delgado, limpio y sano

Antes de explicarte cómo puedes pesar bastante menos en siete días, te contaré un secreto: en realidad no me preocupa mucho si pesas menos o no dentro de siete días.

Lo que me importa es que peses menos dentro de siete años. Y dentro de diecisiete años, y más allá. Lo que me interesa, y en lo que quiero que te centres, es en el éxito a largo plazo. Quiero que disfrutes de un futuro lleno de salud, y la riqueza y la felicidad que ello comporta. Quiero que reprogrames tu destino genético, que quedes libre de padecer enfermedades cardíacas y de diabetes, que reduzcas el riesgo de sufrir Alzheimer y cáncer. Quiero que tus gastos en salud sean menores y potencies tu poder adquisitivo. Quiero que mejores tu vida sexual, bajes el riesgo de lesiones, acabes con los problemas digestivos, derrotes enfermedades autoinmunes, superes la depresión y vivas una vida larga, plena y bonita durante las próximas décadas.

Así que no, no me importa cuánto peses dentro de una semana.

La vida es una maratón, no un esprint, y nunca deberías hacer nada a corto plazo que mine las opciones de éxito a largo plazo.

Aun así…, una limpieza a corto plazo puede ser a la larga una inversión inteligente, sobre todo porque los resultados ultrarrápidos son una fantástica manera de motivarte para lograr un futuro saludable. Teniendo esto en cuenta, aquí tienes un plan de siete días para dar un salto adelante en toda una vida de pérdida de peso.

LA MANERA INTELIGENTE DE HACER LIMPIEZA

Cerca de mi ciudad natal, Bethlehem, Pennsylvania, hay un bonito arroyo con truchas llamado Little Lehigh. Para los enamorados de la pesca con mosca, es uno de los mejores lugares de la Costa Este. Pero no puedes llevarte la trucha a casa, se trata estrictamente de pescar y soltar. Devuelves el pez al agua y regresas otro día a ver si lo vuelves a pescar.

Con respecto a los planes para adelgazar, soy como una de esas truchas del río. Cuando veo gente que promete que puedo perder 4,5 kilos o más en solo una semana, sé —porque llevo más de veinte años estudiando el deporte y la pérdida de peso— que no son afirmaciones razonables. Pero no puedo evitar investigar. ¿Cómo lo hacen? ¿Cuál es el secreto? ¿Puede funcionar en mi caso? Muerdo el anzuelo, soy fácil de atrapar, y luego la realidad me decepciona y me devuelve al agua fría. Pero no aprendo la lección. Veo otra promesa de adelgazamiento rápido y ahí voy, muerdo el anzuelo una vez más.

Probablemente a ti también te pase. Es inherente a la naturaleza humana emocionarse con promesas de soluciones rápidas. Lo cierto es que solo se pueden perder cantidades ingentes de peso en un período muy breve de tiempo si limitas drásticamente las calorías, y no voy a permitir que lo hagas. Tal vez la restricción radical de calorías te haga adelgazar en siete días, pero probablemente te hará engordar en siete años.

Aquí tienes la explicación. Una de las peores cosas que puedes hacer por tu salud y tus planes de pérdida de peso a largo plazo es «ponerte a dieta». Cuando decides seguir una dieta, estás tomando la decisión consciente de que es temporal. Vas a meterte de lleno, pero eso significa que un día —probablemente antes de lo que crees— lo dejarás. Esa es la idea de perder y recuperar peso (también conocida como las «dietas yoyó»), y es extremadamente dañina para la salud. Un estudio de 2014 publicado en la revista *Diabetes Care* reveló que un patrón de pérdida y recuperación de peso —perder como mínimo 2 kilos y luego recuperarlos en dos años— causaba un riesgo un 33 % superior de diabetes y una presión arterial más alta. Otro estudio de 2014 denominaba esta dinámica de pérdida y recuperación de peso «un fenómeno extendido en la diabetes», además de un factor que contribuía a la depresión.

En parte se debe a que, cuando uno limita las calorías, limita también los nutrientes. Tu cuerpo entra en modo inanición y empieza a buscar lastre que soltar. Antes se deshará de ese engorroso músculo —lo que hace que el metabolismo se mantenga alto y queme las tan preciadas calorías— que grasas, que necesitan menos calorías para mantenerse. Por lo tanto, pierdes peso con una dieta de impacto, pero gran parte es músculo. Después, cuando dejas la dieta —lo cual es necesario porque ninguna restricción severa de calorías es sostenible— tu cuerpo está preparado para recuperar ese peso y más. Con menos músculo, el metabolismo del cuerpo se mantiene más bajo. Así que, aunque comas exactamente las mismas calorías al día que comías antes, ganarás más grasas de la que soportabas al principio.

Luego pasas a otra dieta de impacto, y pierdes más músculo, y ganas más peso. Con menos tejido corporal magro que almacene el glucógeno, el cuerpo es más susceptible de sufrir subidas en el azúcar en sangre, y los receptores de insulina se queman con mayor rapidez, lo que te predispone a la diabetes.

Así que no lo hagas.

He creado el plan CERO BARRIGA para conseguir una manera sostenible de comer y vivir, que puedas seguir más de unos días o meses. Puedes comer y vivir de esta manera para siempre, perder peso ahora y mantenerte así sin restringir las calorías ni perjudicar la salud y el peso a largo plazo.

Entonces ¿por qué razón creé una limpieza de siete días? ¿En qué se distingue del estilo de vida CERO BARRIGA? Y lo más importante, ¿qué la distingue de las dietas de impacto contra las que te advertía?

La limpieza CERO BARRIGA en siete días consigue tres objetivos cruciales. En primer lugar, reduce ligeramente la ingesta calórica, sin alterar de forma radical tu manera de comer. No hay una restricción repentina y brusca de comida, solo una suave reducción de la manera en que ya comías, durante un breve período de tiempo. En segundo lugar, incorpora breves sesiones de ejercicio suave para aumentar la quema metabólica, sin obligarte a cambiar de estilo de vida e incluir entrenamientos intensos y difíciles de continuar. Por último, mantiene el cuerpo con energía con alimentos limpios, poderosos y ricos en nutrientes de los que se ha demostrado que fomentan la salud y reducen el riesgo de enfermedad al tiempo que atacan la dañina grasa visceral.

Siguiendo mi plan perderás peso de forma rápida y permanente, pero tiene mucho sentido darle un empujón a la dieta con una limpieza de vez en cuando. Esta es la explicación.

Los resultados rápidos ayudan a conseguir una pérdida de peso a largo plazo. La mejor manera de lograr cualquier objetivo personal es ir despacio y ser constante, pero a veces la lentitud perjudica la constancia. Una exhaustiva revisión de estudios realizados por investigadores de la Universidad de Alabama, publicados en *New England Journal of Medicine*, reveló que las personas que notaban resultados rápidos con el tiempo tenían más probabilidades de continuar con el programa de pérdida de peso que los que lograban resultados más despacio. De hecho, los que adelgazaron más durante las primeras dos semanas aproximadamente consiguieron la mayor pérdida de peso total durante el año siguiente. (Una cosa hay que tener en cuenta: solo se aplicaba a dietas sanas y ricas en nutrientes, no trucos como las pastillas para perder peso.) Tiene sentido: a fin de cuentas, somos humanos, lo que significa que somos impacientes y pensamos en los resultados. Un segundo estudio de 2013 dividía a los seguidores de dietas en tres grupos: los que habían perdido menos del 5 % de su peso corporal, los que perdieron entre el 5 y el 10 % y un grupo de gran éxito que perdía peso más rápido que los demás; asimismo, esta pérdida de peso rápida y temprana hacía que los participantes tuvieran más opciones de mantenerla hasta dos años después. A pesar de que el plan CERO BARRIGA es exactamente el tipo de plan rico en nutrientes que te facilitará una rápida reducción de peso, esta limpieza de siete días puede acelerar los resultados, y ese empujón al principio puede mejorar las posibilidades de seguir el plan a largo plazo.

Las vacaciones existen. Te mantienes en forma, centrado y disciplinado y comprobando grandes resultados y, de repente, ¡zas! Te vas de crucero con la familia y, sin saber cómo, te topas con un montón de nachos y trozos de lima. Volver a dominar el caballo de la salud es difícil una vez te has caído, porque puedes empezar a sentir que todo el trabajo previo ha sido inútil. Pero es muy importante, porque regresar al hábito de comer mal te predispondrá a entrar en el mismo ciclo de pérdida y recuperación de peso que mencionaba antes. Una limpieza rápida después de unas vacaciones puede ayudarte a volver por el buen camino y evitar que menosprecies los logros anteriores.

A veces sienta bien tomar las riendas. De vez en cuando hay reuniones, como bodas, escapadas a la playa, entrevistas de trabajo, grandes citas y otras situaciones de «más vale que espabile». Tomar las riendas de nuestra salud y nuestro estado de forma en momentos importantes de la vida nos da la sensación del deber cumplido. Casi todas las culturas y religiones de la historia han fomentado algún tipo de ritual de limpieza, ya sea un período de ayuno o festividades en las que ciertos alimentos están vetados. Imponerse un poco de autodisciplina durante un tiempo limitado puede ser sano para la mente y el alma. Una revisión de 2012 de estudios publicados en *Journal of Sports Science* reveló que los atletas que ayunaban durante el Ramadán, la práctica religiosa musulmana, no presentaron ningún descenso en su rendimiento atlético, siempre que mantuvieran altos los niveles de nutrientes y durmieran como es debido. Pese a que siguiendo el plan CERO BARRIGA perderás peso de forma continuada, hacer un sacrificio a corto plazo para notar un avance rápido puede ayudarte a mantener la motivación intacta.

Tienes los resultados acelerados al alcance de la mano.
Lo que me encanta de esta limpieza es que no requiere un
sacrificio realmente dramático. El programa CERO BARRI-
GA no es en absoluto difícil de seguir, así que impulsarlo durante siete días es una adaptación fácil. El único cambio serio
que deberás hacer, además de renunciar a un tentempié diario, es en tu rutina matutina.

CÓMO EMPEZAR CON LA LIMPIEZA

En la limpieza CERO BARRIGA lo más probable es que ob-
serves resultados significativos durante las primeras setenta y
dos horas. Los participantes en los grupos de prueba afirmaron haber perdido hasta 30 pulgadas de cintura durante los
primeros siete días CERO BARRIGA. Con este plan se acele-
rarán los resultados.

La limpieza CERO BARRIGA no es más que un mero reto-
que al plan general. Es un poco más intenso, por eso no recomiendo convertirlo en la rutina diaria; cuesta un poco seguir-
lo durante más de una semana, así que mejor usarlo como un
curso de reciclaje, igual que aprietas durante la semana antes
de hacer un examen de cálculo aplicado. Así es el plan.

COMIDAS

Dos bebidas CERO BARRIGA como comidas (desayuno o
almuerzo), un tentempié, una cena de limpieza CERO BARRI-
GA y nada de postres. (¡Eh, solo es una semana! Más adelante nos extenderemos sobre el embargo de postres.) En el plan

general, tomarías tres comidas y dos tentempiés, de los cuales uno sería una bebida. Aquí sustituyo tanto el desayuno como el almuerzo por bebidas y elimino un tentempié, además de ponerme un poco duro con la cena.

¿Cómo puede ser? Dado que las bebidas tienen de media unas 300 calorías, solo este paso restará aproximadamente entre 500 y 1.000 calorías de la ingesta diaria, y puede eliminar varios kilos del cuerpo en solo siete días. He centrado la limpieza CERO BARRIGA en las bebidas porque es difícil reducir las calorías y al mismo tiempo mantener los elevados niveles de nutrientes que el cuerpo necesita para permanecer sano y fomentar el tejido muscular. Las bebidas contienen tal aporte nutritivo que sé que estarás obteniendo las vitaminas, minerales, proteínas y grasas saludables que necesitas. Recuerda hacerte siempre las tres preguntas CERO BARRIGA antes de cada comida o tentempié:

- **¿Dónde está la proteína?**
- **¿Dónde está la fibra?**
- **¿Dónde está la grasa saludable?**

CENA DE LIMPIEZA

De acuerdo, esta semana no vas a cenar gofres. Para que la limpieza funcione, tendrás que hacerte la cena durante los siguientes siete días, o pedir algo especial de la carta de tu restaurante favorito. Las cenas de limpieza consisten en proteína, verdura y grasas sanas, pero nada de cereales ni fruta. Un poco duro, pero recuerda que solo es temporal.

¿Cómo puede ser? El metabolismo disminuye hasta un

35 % durante el sueño. Eso significa que los carbohidratos extra del sistema tienen más opciones de convertirse en glucosa mientras duermes y luego almacenarse como grasa. Los cereales y la grasa son las dos principales fuentes de carbohidratos en el plan básico CERO BARRIGA, así que los elimino durante los siguientes siete días.

ALCOHOL

Nada, *nein*, *niet*, no. Nanai de la China.

¿Cómo puede ser? Para empezar, el alcohol está repleto de calorías, así que ni mirarlo: es una de las maneras más rápidas de deshacerse de las calorías vacías. Pero el alcohol es especialmente malo para el peso porque es una toxina. Toma una cerveza o una copa de vino y el cuerpo se moviliza para quemar las calorías que contiene la bebida lo antes posible, sin hacer caso de las demás calorías que puedan acompañarlo. Así que, ya sea vino con queso o cerveza con alitas de pollo, la bebida se metaboliza mientras que el cuerpo desvía un porcentaje mayor de las calorías de los alimentos que la acompañan a las células de la grasa.

COMIDAS TRAMPA

Ninguna esta semana.

¿Cómo puede ser? Va, en serio, es una limpieza.

AGUA

Empieza todos los días preparando una gran jarra de «agua de spa», es decir, agua con rodajas de limón, naranja o pomelo, y proponte tomar como mínimo 8 vasos antes de acostarte. Los cítricos son ricos en el antioxidante d-limoneno, un potente compuesto que se encuentra en la piel que estimula las enzimas del hígado para que ayude a eliminar toxinas del cuerpo y da un empujón a los perezosos intestinos.

¿Cómo puede ser? Durante esta limpieza vas a tomar un poco menos de comida, lo que significa que estarás ingiriendo algo menos de agua, ya que gran parte del agua que ingerimos procede de los alimentos. Además, vas a hacer un poco más de ejercicio, lo que significa que eliminarás más agua en forma de espiración y tal vez un poco de sudor. En consecuencia, vas a necesitar más agua de la que bebes normalmente. Además, el agua te mantendrá saciado, y eso ayuda a contener las ansias. A menudo lo que interpretamos como hambre en realidad es sed.

CÓMO PREPARAR UNA CENA DE LIMPIEZA CERO BARRIGA

1. **Escoge la proteína** (con la cocción que quieras, pero añadiendo solo una cucharadita de aceite de coco o de oliva virgen extra)
   - **5 oz de pechuga de pollo** (sin piel)
   - **5 oz de carne picada de pavo magra** (como mínimo 93 % magra)
   - **5 oz de carne picada de ternera magra** (como mínimo 90 % magra, a poder ser de ganado alimentado con hierba)

- **5 oz de filete de carne magra** (solomillo o una carne parecida, a poder ser de ganado alimentado con hierba)
- **5 oz de pescado** (a poder ser salvaje)
- **2 huevos y 1 o 2 claras de huevo**

2. **Cuece al vapor, saltea o haz una ensalada** con alguna combinación de estas verduras, puedes servirte 2 o 3 tazas colmadas. (Ten en cuenta que las verduras crucíferas como la col, el brócoli y la coliflor no figuran en la lista porque pueden causar hinchazón. Aunque puedes disfrutar de ellas en la dieta principal, las elimino para acelerar los resultados.)
   - **Espinacas**
   - **Lechuga romana o de otro tipo**
   - **Espárragos**
   - **Tomates uva**
   - **Zanahorias**
   - **Pimientos rojos**
   - **Champiñones**
   - **Calabacines o calabaza**
   - **Hierbas y especias**

   Aliña las ensaladas con 1 cucharada de la vinagreta cero barriga (v. p. 161).

3. **Añade una grasa** (pero solo si la receta no lleva ya alguna incorporada)
   - **¼ aguacate**
   - **1 cucharada de frutos secos o semillas**
   - **1 cucharada de tu mantequilla de fruto seco favorita**

Ejercicio

Día sí, día no seguirás uno de los entrenamientos CERO BA-
RRIGA. Pero eso no es todo: además de los entrenamientos
regulares, empezarás cada una de las siete mañanas siguientes
con un entrenamiento aeróbico de 30 minutos antes del desayuno para darle un empujón al metabolismo.

¿Cómo puede ser? Cada vez más estudios demuestran
que el ejercicio «en ayunas» —en referencia a los entrenamientos antes del desayuno— es una manera más eficaz de
quemar grasas que hacer ejercicio más tarde. La clave es hacer un entrenamiento ligero antes de comer nada: ni un café,
ni un refresco, ni una barrita nutritiva, una manzana o «algo
pequeño». Cuando has comido, le das al cuerpo un estímulo
de glucógeno, la energía del día. Así que ahora, cuando vayas
a hacer ejercicio, tienes que quemar ese glucógeno. Pero si
haces deporte antes de comer, quemarás principalmente grasa. Un estudio de la Universidad de Northumbria descubrió
que la gente quemaba hasta un 20 % más de grasa corporal si
hacía ejercicio por la mañana con el estómago vacío.

Esta es la explicación del fenómeno. El cuerpo tiene dos
fuentes de calorías almacenadas: el glucógeno, que se almacena en los músculos y el hígado, y la grasa, que ya sabes dónde
se almacena. El hígado y los músculos pueden contener unas
1.500 calorías de glucógeno.

Por suerte, el cuerpo es una máquina de quemar calorías
bastante eficaz. Incluso aunque estés tumbado, duermas,
veas la televisión y tomes los tentempiés normales, un hombre con un peso medio de 83 kilos quema poco más de 1.900 calorías durante veinticuatro horas. Así que si dejas de comer a
las siete de la tarde, te desplomas en el sofá y te despiertas

	Lunes	Martes	Miércoles
ENTRENAMIENTO	Circuito	Cardio	Circuito
DESAYUNO	Batido de vainilla	Mantequilla de cacahuete a la taza	Músculo de mango
ALMUERZO	Delicia de arándanos	Fresa y plátano	Batido de vainilla
TENTEMPIÉ	1 manzana y 2 cdas. de mantequilla de cacahuete	1 taza frutos y 2 cdas. de almendras	1 taza palos verdura cruda y 2 cdas de mantequilla cacahuete
CENA	Pollo a la plancha, verdura al vapor y aguacate	Huevos pochados y verdura a la plancha y 2 cdas. de mantequilla de cacahuete	Salmón a la plancha y ensalada variada

Jueves	Viernes	Sábado	Domingo
Cardio	Circuito	Cardio	Circuito
Batido de vainilla	Fresa y plátano	Delicia de arándanos	Mantequilla de cacahuete a la taza
Mantequilla de cacahuete a la taza	Músculo de mango	Batido de vanilla	Fresa y plátano
1 manzana y 2 cdas. de mantequilla de cacahuete	1 taza frutos y 2 cdas. de almendras	1 taza palos de verdura cruda y 2 cdas. de mantequilla de cacahuete	1 manzana y 2 cdas. de mantequilla de cacahuete
Pavo (tipo hamburguesa) con lechuga, tomate y aguacate	Pollo a la plancha con ensalada variada y 2 cdas. de nueces	Fletán a la sartén con verdura salteada y 2 cdas. de anacardos	Bistec de falda a la plancha con ensalada variada y aguacate

a las siete de la mañana, ya habrás quemado 950 calorías solo con estar ahí tumbado. Sin embargo, cabe la posibilidad de que hagas otras cosas antes de irte a dormir, como lavar los platos, jugar con el perro o echar una partida de dardos. Así que digamos que esas 950 calorías se acercan más a las 1.200. Por lo tanto, cuando te despiertes tendrás muy pocas calorías almacenadas como glucógeno.

¿Qué ocurre cuando empiezas a hacer deporte sin comer? Acabas enseguida con los depósitos de glucógeno y pasas a la grasa, por eso tantas calorías «del ayuno» proceden de la grasa. Aun así, el plan es más eficaz si dejas de comer lo bastante temprano la noche antes. (Eso significa nada de postres durante la semana de limpieza.)

¿Qué tipo de ejercicio deberías hacer? No es tan importante. Una mujer de 68 kilos quemará unas 250 calorías en media hora del ejercicio aeróbico más moderado: montar en bicicleta, hacer una carrera suave, tenis, natación o siguiendo una clase aeróbica. Puede que no suene a mucho, pero las calorías que quemas son calorías que cuentan.

Hacer deporte antes del desayuno también es una de las mejores maneras de borrar el daño causado por los errores en la dieta. Eso hace que el plan sea perfecto si te has pasado durante las vacaciones. En un estudio de 2010 publicado en *Journal of Physiology*, los investigadores alimentaron a un grupo de hombres activos con una dieta poco sana compuesta por un 50 % de grasa y un 30 % más de las calorías que consumían normalmente. (¡Puaj!) Luego distribuyeron a los hombres en tres subgrupos: un grupo no podía hacer nada de ejercicio, otro hacía deporte cuatro veces por semana después del desayuno, y el tercer grupo hacía ejercicio cuatro veces por semana antes del desayuno. El grupo que no hacía ejercicio ganó casi 3 kilos, desarrolló resistencia a la insulina (la precursora de la diabetes) y empezó a almacenar grasa en las células musculares. El grupo que hacía deporte después del desayuno ganó 3 libras aproximadamente y también presentaba signos de resistencia a la insulina y una mayor acumulación de grasa. En cambio, los participantes que hacían deporte antes del desayuno casi no ganaron peso y no presentaron ningún signo de resistencia a la insulina.

Es cierto: mientras hicieran ejercicio antes del desayuno, podían comer lo que quisieran y no aumentaban de peso.

POSTRE

No, nada de eso. De hecho, no quiero que comas nada pasadas las siete de la tarde, a ser posible.

¿Cómo puede ser? Si dejas de comer hacia las siete de la tarde, te preparas para empezar a quemar grasa por la mañana. No quemarás solo calorías, sino grasa.

A medida que avances en la limpieza CERO BARRIGA experimentarás una sensación de control sobre tu dieta, tu cuerpo y tu salud. Uno de los motivos por los que tantas religiones y culturas imponen un período de limpieza es porque ayuda a fomentar la disciplina y a centrar tu vida. En este caso, tú serás el centro de atención, así como tu increíble aspecto.

5 TÉS QUE ACELERAN LA PÉRDIDA DE PESO

¿Y si te dijera que existe en el mercado un elixir calmante y rico, sin calorías ni aditivos, capaz de limpiar los pecados dietéticos, acelerar la pérdida de peso e incluso prevenir enfermedades? ¡Sí! Es cierto: puede que el té sea la bebida más sana del planeta.

De hecho, los seres humanos llevan miles de años disfrutando del té y sus impresionantes beneficios. Una leyenda data en el año 2737 a.C. el descubrimiento del té por parte del emperador de China. Salta 4.700 años, y los investigadores en 2014 ya tenían estudios clínicos que demostraban que el té puede ayudar con el cáncer, las enfermedades cardíacas y la diabetes, fomentar la pérdida de peso, bajar el colesterol y aportar lucidez mental.

Rico en antioxidantes y relativamente bajo en cafeína (una taza de café contiene unos 100 miligramos, mientras que una taza de té verde contiene solo 25 miligramos), existen docenas de tés que puedes tomar con toda tranquilidad a lo largo del día. Limítate a 3-4 tazas (o bolsitas de té) al día durante la limpieza CERO BARRIGA, y escoge infusiones de té en vez de los que vienen embotellados para evitar las calorías extra y los edulcorantes. Las variedades descafeinadas son fantásticas para darte un capricho al acostarte.

Aquí tienes un manual de los mejores tés para reducir barriga.

TÉ VERDE

Beneficio: Ayuda a quemar más calorías en el gimnasio
Marcas preferidas:
Lipton
Yogi

¡Olvídate de gastar dinero en suplementos de moda para antes del entrenamiento! Los supernutrientes secretos del té verde se llaman catequinas, defensores contra la grasa de la barriga que atacan el tejido adiposo acelerando el metabolismo, aumentando la liberación de grasa por parte de las células de la grasa (sobre todo en la barriga), y luego acelerando la capacidad de quemar grasas del hígado.

TÉ OOLONG

Beneficio:
Fomenta el metabolismo de la grasa
Marcas preferidas:
Bigelow
Stash

Oolong —el término chino para «dragón negro»— es un té semioxidado con un sabor ligero y floral. Como el té verde, también es rico en catequinas, que ayudan a fomentar la pérdida de peso impulsando la capacidad del cuerpo de metabolizar lípidos (grasa). Un estudio de *Chinese Journal of Integrative Medicine* reveló que los sujetos que tomaban té oolong con regularidad perdían casi 3 kilos durante seis semanas.

TÉ DE MENTA

Beneficio:
Mantiene a raya los michelines
Marcas preferidas:
Tazo
Teavana
Celestial Seasonings
Sleepytime

Llena una gran taza con el calmante té de menta y bébetelo a sorbos para mantenerte delgado. Un estudio publicado en *Journal of Neurological and Orthopaedic Medicine* reveló que la gente que tomaba té de menta cada dos horas perdía una media de 2 kilos al mes. Plantéate también añadir unas gotas de aceite de menta a la almohada o encender una vela de menta para llenar la habitación de esos aromas adelgazantes.

TÉ BLANCO

Beneficio: Impide que se formen nuevas células de grasa
Marca preferida:
Twinings

El té blanco se seca de forma natural, a menudo al sol, lo que lo convierte en la fuente de antioxidantes menos procesada y más rica de todos los tés (tiene el triple de polifenoles que el té verde). Un estudio publicado en la revista *Nutrition and Metabolism* demostró que el té blanco puede fomentar a la vez la lipólisis (la descomposición de la grasa) y bloquea la adipogénesis (la formación de células de la grasa) debido a los elevados niveles de ingredientes considerados activos en las células de la grasa humana, como las metilxantinas (como la cafeína) y la epigalocatequina-3-galato.

TÉ ROJO

Beneficio: Regula las señales de hambre
Marcas preferidas:
Celestial Seasonings
Harney & Sons

El té roiboos se hace con hojas de la planta del arbusto rojo, que crece exclusivamente en la pequeña región de Cederberg de Sudáfrica, cerca de Ciudad del Cabo. Puedes sentirse muy sofisticado y cosmopolita cuando tomes tu té de color rojo intenso. Lo que hace que el té roiboos sea especialmente bueno para la barriga son unos potentes compuestos, concretamente el flavonoide aspalatina, del que está demostrado que puede prevenir desequilibrios de la hormona del estrés, muy vinculada a dolencias como la hipertensión, el síndrome metabólico, enfermedades cardiovasculares, resistencia a la insulina y diabetes tipo 2. Piénsalo: ¡rooibos rojo, relaja y repara!

Potencia al máximo la ingesta nutricional con esta guía rápida de tus alimentos favoritos

Si has llegado hasta esta página, ya te he vendido los beneficios de la manera de comer CERO BARRIGA y te has comprometido a cambiar de vida con una nutrición inteligente e innovadora. O eso, o estás leyendo el libro del revés.

Encontrar la mejor fuente de sustento diario puede ser todo un reto: incluso en la sección de ensaladas, cuando te

Alimento	Calorías	Proteínas	Fibra	Carbohidratos	Grasa total	Grasa saturada	Monoinsaturada	Poliinsaturada	Omega-3 (mg)	Sodio (mg)
Aceite de coco (1 cucharada)										
	116	0	0	0	13,5	11,7	0,8	0,2	~	0
Aceite de oliva, virgen extra (1 cda.)										
	119	0	0	0	13,5	1,9	9,8	1,4	103	0,3
Aceitunas (1 cda.)										
	9	0	0	1	0,9	0,1	0,7	0,1	5,3	71,9
Acelgas (1 taza, cocidas)										
	11	1	1	2	0,2	0	0	0,1	38,9	7,2
Aguacate (1 fruto)										
	227	3	9	12	21	2,9	13,3	2,5	150	10,9
Ajo (1 diente)										
	4	0	0	1	0	0	0	0	0,6	0,5
Albaricoque										
	17	0	1	4	0	0	0	0	0	0,4
Alcachofa										
	60	4	7	13	0	0	0	0	21,8	120
Aliño de ensalada italiano light (1 cda.)										
	28	0	0	1	2,8	0,4	0,7	1,6	190	199
Almejas, empanadas y fritas (¾ taza)										
	172	12	0	9	9,5	2,3	3,9	2,4	294	309
Almendras (28 g)										
	161	6	3	6	13,8	1	8,6	3,4	1,7	0,3

juegas los kilos, cuesta saber si decantarse por las zanahorias o la coliflor. Luego llega lo complicado, desde los bocadillos con huevo hasta el pastel de café. ¿Hasta qué punto es beneficioso lo bueno, y hasta qué punto es horrible lo malo? Aquí tienes, desde las chuletas de alce hasta el solomillo de zángano —de acuerdo, no es exactamente así, pero es una guía de la A a la Z—, una guía rápida y fácil con los alimentos que se cruzan en tu camino todos los días.

~ = Contenido nutricional no disponible

Vitamina A (µg)	Vitamina B₁ (mg)	Vitamina B₆ (mg)	Folato (µg)	Vitamina C (mg)	Vitamina E (mg)	Calcio (mg)	Magnesio (mg)	Potasio (mg)	Selenio (µg)	Zinc (mg)
0	0	0	0	0	0	0	0	0	0	0
0	0	0	0	0	1,9	0,1	0	0,1	0	0
1,7	0	0	0	0	0,14	7	0,3	0,67	0,08	0
1,542	0,08	0,24	177	35	1,67	266	38	220	1	0,5
122	0,2	0,6	124	16	3	22	78	1,204	0,8	0,84
0	0	0,04	0,09	0,9	0	5	0,75	12	0,4	0
67	0,01	0,02	3	3,5	0,3	5	3,5	90	0,03	0,07
0	0,1	0,15	87	15	0,24	56	77	474	0,26	0,6
0	0	0	0	0	0	0	0	2	0,2	0
101	0,11	0,07	41	11,25	0	71	16	366	33	1,6
0	0,05	0,03	11	0	6	71	86	180	0	1

Alimento	Calorías	Proteínas	Fibra	Carbohidratos	Grasa total	Grasa saturada	Monoinsaturada	Poliinsaturada	Omega-3 (mg)	Sodio (mg)
Alubias cocidas de bote (1 taza, cocidas)										
	283	4	11	53	3,6	1,2	1,3	1	35,4	845
Anacardos (28 g)										
	155	5	1	9	12,3	2,2	6,7	2,2	17,4	3,4
Apio (1 taza, en juliana)										
	16	1	2	3	0,2	0	0	0,1	0	80,8
Arándanos (1 taza)										
	84	1	4	21	0,5	0	0,1	0,2	85,8	1,5
Aros de cebolla (10 medianos)										
	276	4	~	31	15,5	7	6,7	0,7	107	430
Arroz blanco (1 taza)										
	242	4	1	53	0,4	0,1	0,1	0,1	18,6	0
Arroz integral (1 taza, cocido)										
	216	5	4	45	1,8	0,4	0,6	0,6	27,3	9,8
Bagel (10 cm)										
	229	9	2	45	1	0,3	0,5	0,6	57	399
Barrita de cereales (1)										
	118	3	1	16	4,9	0,6	1,1	3	15	73,5
Beicon (3 lonchas)										
	128	13	0	0	13	4,2	5,6	1,4	59,6	233
Berenjena (1 taza)										
	20	1	3	5	0,2	0	0	0,1	10,7	1,6
Bocadillo de desayuno, comida rápida (beicon, huevo y queso)										
	432	19	1	32	27	11,7	7,9	3,7	0	1,225
Bollo de canela (1)										
	260	3	1	28	16	4	~	~	~	125
Boniato (1)										
	112	2	4	26	0,1	0	0	0	1,3	71,5
Brócoli (1 taza)										
	31	3	2	6	0,3	0	0	0	19,1	30
Cacahuetes (28 g)										
	159	7	2	5	13,8	1,9	6,8	4,4	0,8	5
Café (1 taza)										
	2	0	0	0	0	0	0	0	~	4,7
Caramelos, no de chocolate (1 paquete)										
	250	0	0	56	2,7	2,6	0	0	0	9,3
Cerdo (85 g)										
	90	18	0	0	3	0,6	0,6	0,3	2	68

Vitamina A (µg)	Vitamina B₁ (mg)	Vitamina B₆ (mg)	Folato (µg)	Vitamina C (mg)	Vitamina E (mg)	Calcio (mg)	Magnesio (mg)	Potasio (mg)	Selenio (µg)	Zinc (mg)
13	0,4	0,34	61	8	1,35	127	81	752	12	4
0	0,1	0,1	7	0,1	0,3	10,4	81,8	185	5,6	1,6
55	0,03	0,1	45	4	0,33	50	14	322	0,5	0,16
17	0,11	0,15	17	28	1,65	17	17	223	0,3	0,5
0,98	0,1	0,07	64	0,68	0,39	86	19	152	3	0,41
0	0,03	0,15	5	0	0,06	16	19	55	12	0,8
0	0,2	0,3	8	0	0,06	20	84	84	19	1
0	0,15	0,05	20	0	0,04	16	26	90	28	1
2	0,06	0,02	6	0,22	0,32	15	24	82	4	0,5
0	0,08	0,07	0,4	0	0,06	2	6	107	12	0,7
4	0,08	0,09	14	1	0,4	6	11	122	0,1	0,12
0	0,53	0,16	73	2	0,6	160	25	211	36	2
0	0,12	0	17	0,06	0,48	10	3,6	19	5	0,1
350	0,09	0,25	9	19	1,42	41	27	348	0,3	0,3
213	0,05	0,11	50	66	0,33	34	18	230	2	0,3
0	0,12	0,07	41	0	2	15	50	186	2	1
0	0	0	5	0	0,05	2	5	114	0	0,02
0	0	0	0	0	0	0	0	0	0	0
~	0,8	0,3	3	0	0,2	6	15	253	14	2

Alimento	Calorías	Proteínas	Fibra	Carbohidratos	Grasa total	Grasa saturada	Monoinsaturada	Poliinsaturada	Omega-3 (mg)	Sodio (mg)
Cereal integral con pasas	187	6	7	45	1,5	0,2	0,3	0,6	47,2	289
Cerezas, ácidas (1 taza)	88	2	3	22	0,2	0,1	0,1	0,1	36,6	17,1
Cerezas, dulces, crudas (1 taza)	87	1	3	22	0,3	0,1	0,1	0,1	35,9	0
Cerveza (0,350 l)	153	2	0	13	0	0	0	0	0	14,2
Chile con judías (1 taza)	287	15	11	30	14,1	6	6	0,9	392	1,336
Chocolate con leche (tableta estándar)	235	3	1	26	13	8,1	3,2	0,6	53,7	34,8
Chocolate negro (28 g)	163	2	2	15	10,7	6,2	3,2	0,3	24,6	2,8
Chucrut (1 taza)	31	1	4	6	0,1	0	0	0,1	35,5	437
Ciruela (1)	30	0	1	8	0,2	0	0,1	0	~	0
Col rizada (*kale*) (1 taza)	33	2	1	7	0,5	0,1	0	0,2	121	28,8
Coles de Bruselas (½ taza)	38	3	3	8	0,3	0,1	0	0,1	87,1	22
Coliflor (1 taza)	25	2	3	5	0,1	0	0	0	37	30
Costillas de cerdo (85 g)	303	18	0	0	25,8	7,8	9	2,4	104,1	76,5
Crema de pollo (1 taza)	120	3	2	10	8	2,5	~	~	~	870
Donut (1)	192	2	1	23	10,3	2,7	5,7	1,3	67	181
Ensalada de atún (1 taza)	383	33	0	19	19	3,2	5,9	8,5	822	824
Ensalada de patata (1 taza)	324	3	~	39	18	3	4,8	8,7	855	936
Ensalada del chef sin aliño (½ taza)	210	20	3	9	9	4,5	~	~	~	960
Ensalada taco (1 ½ taza)	279	13	~	24	14,8	6,8	5,2	1,7	89,1	762

Vitamina A (µg)	Vitamina B₁ (mg)	Vitamina B₆ (mg)	Folato (µg)	Vitamina C (mg)	Vitamina E (mg)	Calcio (mg)	Magnesio (mg)	Potasio (mg)	Selenio (µg)	Zinc (mg)
3	0,16	0,1	22	0,55	0,4	33	70	207	10	1
1,840	0	0,1	19,5	5,1	0,6	26,8	14,6	239	0	0,2
30	0,07	0,05	5,8	10	0,2	21	16	325	0,9	0,09
0	0,02	0,18	21	0	0	18	21	89	2,5	0,04
87	0,12	0,3	59	4	1,46	120	115	934	3	5
20	0,05	0,01	5	0	0,83	78	26	153	2	0,83
14	0	0	~	~	~	17,4	49,3	159	2,4	0,7
1,42	0,03	0,18	34	21	0,14	43	18	241	0,9	0,3
21	0,03	0,05	1,45	6	0	3	5	114	0,3	0,07
955	0,07	0,11	18	33	1	180	23	417	1,17	0,23
60	0,08	0,14	47	48	0,34	28	16	247	1,17	0,26
2	0,06	0,22	57	46	0,08	22	15	303	0,6	0,3
1,91	0,26	0,22	3	0	0,2	30	15	204	24	3
179	0,07	0,07	7	1,24	0,25	181	17	272	8	0,67
17	0,1	0,03	24	0,9	0,9	21	9	60	4	0,3
49	0,06	0,17	16	5	2	35	39	365	84	1
2,93	0,2	0,4	19	19	0,14	14	36	551	10	0,6
146	0,4	0,4	101	16	0	235	49	401	37	3
176	0,1	0,2	83	4	~	192	51	416	4,4	2,7

Alimento	Calorías	Proteínas	Fibra	Carbohidratos	Grasa total	Grasa saturada	Monoinsaturada	Poliinsaturada	Omega-3 (mg)	Sodio (mg)
Espárragos (1 manojo)										
	3	0	0	1	0	0	0	0	1,6	0,3
Espinacas (1 taza)										
	7	1	1	1	0,1	0	0	0	41,4	23,7
Fiambre, salami (3 lonchas)										
	99	7	0	0	7,7	3	4,1	0,8	71	534
Filete (85 g)										
	159	18	0	0	9,3	3,9	3,9	0,3	111,6	44,4
Frambuesas (10)										
	10	0	1	2	0,1	0	0	0,1	23,9	0,2
Fresas (1 taza)										
	49	1	3	12	0,5	0	0,1	0,2	98,8	1,5
Frijoles negros (1 taza, cocidos)										
	227	15	15	41	0,9	0,2	0,1	0,4	181	1,7
Frijoles refritos (1 taza, cocidos)										
	201	13	11	34	2,1	0,3	0,5	1,1	424	1,040
Fruta deshidratada (310 g)										
	712	7	23	188	1,4	0,1	0,7	0,3	5,9	52,7
Gachas de avena (1 taza, cocidas)										
	150	5	4	28	3	0,5	0,8	0,9	40	2,5
Galleta, con trocitos de chocolate (1)										
	59	1	0	8	2,7	0,9	1,4	0,3	13,8	27,8
Galletas Graham (1 galleta grande rectangular)										
	59	1	0	11	1,4	0,2	0,6	0,5	36,3	84,7
Galletas rellenas de higo (2)										
	150	2	2	30	3,1	0,5	1,3	1,2	78,3	151
Galletas saladas (12)										
	154	3,3	1,1	25,5	4	0,6	2,5	0,4	289	781
Gambas (4 grandes)										
	30	6	0	0	0,5	0,1	0,1	0,2	151	41,4
Garbanzos (1 taza, cocidos)										
	269	15	12	45	4,2	0,4	1	1,9	70,5	11,5
Garrofones (½ taza, cocidos)										
	108	7	7	19	0,4	0,1	0	0,2	47	1,9
Habas (1 taza, cocidas)										
	219	16	16	40	0,2	0	0	0,1	56,6	7,1
Hamburguesa, comida rápida, con condimentos y verdura (1)										
	294	15	2	33	11,5	4,6	5,3	1,3	127	560

Vitamina A (µg)	Vitamina B_1 (mg)	Vitamina B_6 (mg)	Folato (µg)	Vitamina C (mg)	Vitamina E (mg)	Calcio (mg)	Magnesio (mg)	Potasio (mg)	Selenio (µg)	Zinc (mg)
12	0,02	0,01	8	1	0,18	4	2	32	0,37	0,1
140	0,02	0,06	58	8	0,6	30	24	167	0,3	0,16
0	0,1	0,08	0,34	0	0,05	1,34	2,86	63	4	0,54
0	0,1	0,3	6	0	0,11	4	19	250	12	3,26
0,38	0,01	0,01	4	5	0,17	5	4	28	0,04	0,08
1,66	0,03	0,09	40	97	0,5	27	22	253	1	0,2
1	0,4	0,12	256	0	0,14	46	120	610	2	1,9
0	0,07	0,36	28	0	1,74	161	113	1,004	2,3	2,5
380	0,14	0,5	13	12	2	119	121	2,482	1,5	1,56
0,12	0,12	0,1	13	0	0,26	19	51	175	0	1,43
0,04	0,01	0,01	0,9	0	0,26	2,5	3	14	0	0,06
0	0,03	0,01	6	0	0,05	3	4	19	1	0,1
3	0,05	0,02	11	0,1	0,21	20	9	66	1	0,12
0	0,17	0	0	0	0	28	12	48	2,4	0,2
0	0,01	0,03	0,77	0,48	0	9	7	40	9	0,3
4	0,19	0,22	282	2	0,6	80	79	477	6	2,5
32	0,12	0,16	22	9	0,12	27	63	485	1,7	0,7
0	0,28	0,21	230	2	0,05	62	74	717	2	1,8
4	0,3	0,12	52	2	0,42	126	23	251	20	2

Alimento	Calorías	Proteínas	Fibra	Carbohidratos	Grasa total	Grasa saturada	Monoinsaturada	Poliinsaturada	Omega-3 (mg)	Sodio (mg)
Helado (1 ración)										
	137	2	0	16	7,3	4,5	2	0,3	117	52,8
Hígado de ternera (85 g)										
	114	18	0	3	3	1	0,3	0,3	2	19,3
Huevo, entero (1 grande)										
	71	6	0	0	5	1,5	1,9	0,7	37	70
Jamón cocido (1 loncha)										
	45	5	0	1	2,3	0,8	1,1	0,3	33,6	358
Judías blancas (1 taza, cocinadas)										
	255	15	19	48	1,1	0,2	0,3	0,9	322	0
Judías pintas (1 taza, cocidas)										
	245	15	15	45	1,1	0,2	0,2	0,4	234	1,7
Kétchup (1 cda.)										
	15	0	0	4	0	0	0	0	0,6	167
Kiwi (1 mediano)										
	56	1	3	13	0,5	0	0	0,3	38,2	2,7
Lasaña de carne (200 g)										
	377	25	4	38	14	6,7	5,3	1	116	832
Leche, desnatada (1 taza)										
	83	8	0	12	0,2	0,1	0,1	0	2,5	103
Leche de almendra sin azúcar (225 g)										
	40	1	1	2	3	0	~	~	~	180
Leche de coco, light (0,120 l)										
	125	1	0	6	11	6	~	~	~	20
Leche de soja (1 taza)										
	100	7	1	8	4	0,5	0	0	~	119
Lechuga iceberg (1 taza)										
	10	1	1	2	0,1	0	0	0,1	37,4	7,2
Lechuga romana (½ taza)										
	8	1	1	2	0,1	0	0	0,1	53,1	3,8
Lentejas (1 cda.)										
	42	3	4	7	0,1	0	0	0,1	13,1	0,7
Linaza (1 cucharada)										
	55	2	3	3	4,3	0,4	0,8	2,9	238	3,1
Macarrones con queso (225 g)										
	259	11	1	48	2,6	1,3	~	~	~	561
Magdalena de arándanos (1)										
	181	3	3	36	3	1,1	0,6	1	107	224

Vitamina A (µg)	Vitamina B$_1$ (mg)	Vitamina B$_6$ (mg)	Folato (µg)	Vitamina C (mg)	Vitamina E (mg)	Calcio (mg)	Magnesio (mg)	Potasio (mg)	Selenio (µg)	Zinc (mg)
6	0,03	0,04	11	0,46	0	72	19	164	1,65	0,4
8,042	0,16	0,86	215	1,62	0,43	5	18	300	31	4,5
84	0,03	0,06	22	0	0,5	25	5	63	15	0,5
0	0,2	0,1	1	0	0,1	2	5	94	6	0,5
0,36	0,4	0,3	255	1,64	0,73	127	107	670	11	1,9
0	0,17	0,16	294	1,37	1,61	72	70	495	19	1,7
7	0	0,02	2	2	0,2	3	3	57	0,04	0
3	0,02	0,07	19	70	1	26	13	237	0,15	0,1
61	0,19	0,2	16	12	0,94	220	41	372	28	3
5	0,1	0,1	12	2	0,1	301	27	406	5	1
500	~	~	~	0	10	200	16	~	~	~
~	~	~	~	~	~	20	~	~	~	~
0	0,15	0,16	40	0	0	80	60	440	3	0,9
8	0,02	0,03	31	2	0,02	11	4	84	0,28	0,1
81	0,02	0,02	38	7	0,04	9	4	69	0,1	0,06
0,05	0,02	0,01	57,5	0,5	0,1	6,7	14,6	115	1,0	0,6
0	0,2	0	8,9	0,1	0	26,1	40,2	83,3	2,6	0,4
48	0,25	0	0	0	0	102	0	111	0	0
13	0,1	0,01	42	2	0,1	5	10	355	8	0,7

Alimento	Calorías	Proteínas	Fibra	Carbohidratos	Grasa total	Grasa saturada	Monoinsaturada	Poliinsaturada	Omega-3 (mg)	Sodio (mg)
Magdalena integral (1)										
	134	6	4	27	1,4	0,2	0,3	0,6	30,4	312
Maíz (1 taza)										
	132	5	4	29	1,8	0,3	0,5	0,9	24,6	23,1
Mantequilla de almendra (1 cda.)										
	101	2	1	3	9,5	0,9	6,1	2	67,7	1,8
Mantequilla de cacahuete (2 cdas.)										
	188	8	2	6	16,1	3,4	7,7	4,5	25	147
Manzana										
	65	0	3	17	0	0	0	0	11,2	1,3
Melocotón (1 mediano)										
	68	2	3	17	0,4	0	0,1	0,2	3,5	0
Melón blanco (1 taza)										
	64	1	1	16	0,2	0,1	0	0,1	58,4	31,9
Melón Cantaloup (1 trozo mediano)										
	23	1	1	6	0,1	0	0	0,1	31,7	11
Mermelada (1 cda.)										
	56	0	0	14	0	0	0	0	0	6,4
Nachos con queso (6-8)										
	346	9	~	36	18,9	7,8	8	2,2	195	816
Nectarina (1)										
	63	2	2	15	0,5	0	0,1	0,2	2,9	0
Nueces (18 g)										
	183	4	2	4	18,3	1,7	2,5	13,2	2,542	0,6
Ostra (1 mediana)										
	41	5	0	2	1,1	0,3	0,2	0,4	370	53
Palomitas (1 taza)										
	31	1	1	6	0,4	0	0,1	0,2	4,8	0,6
Pan blanco (1 rebanada)										
	120	3	1	23	1,5	0,3	0,3	0,6	62,6	306
Pan de centeno (1 rebanada)										
	83	3	2	15	1,1	0,2	0,4	0,3	19,2	211
Pan integral (1 rebanada)										
	69	3	2	11	1,1	0,2	0,2	0,5	53,3	109
Pasas (42 g)										
	129	1	2	34	0,2	0	0	0	3	4,7
Pasta (115 g, cocida)										
	150	6	~	28	2	1,2	0,2	0,2	42,2	6,8

Vitamina A (µg)	Vitamina B$_1$ (mg)	Vitamina B$_6$ (mg)	Folato (µg)	Vitamina C (mg)	Vitamina E (mg)	Calcio (mg)	Magnesio (mg)	Potasio (mg)	Selenio (µg)	Zinc (mg)
0,09	0,25	0,05	36	0	0,26	101	21	106	17	0,61
0,26	0,06	0,16	114	12	0,15	8	44	343	1,54	1,36
0	0	0	10,4	0,1	~	43,2	0,4	121	~	0,5
0	0,03	0,15	24	0	0	12	51	214	2	1
8	0,02	0,06	4	6	0,25	8	7	148	0	0,06
16	0,02	0,02	4	6	0,7	6	9	186	0,1	0,17
5	0,07	0,16	34	32	0,04	11	18	403	1,24	0,16
345	0,04	0,07	21	37	0,05	9	12	272	0,4	0,18
0,2	0	0	2	2	0	4	0,8	15	0,4	0
170	0,2	0,2	12	1	0	311	63	196	18	2
23	0,05	0,03	7	7	1	8	12	273	0	0,23
5,6	0,1	0,2	27,4	0,4	0,2	27,4	44,2	123	1,4	0,9
4,2	0,01	0,01	1,4	0,52	0,12	6	7	22	9	13
0,8	0,02	0,02	2	0	0	1	11	24	0,8	0,3
0	0,11	0,02	28	0	0,06	38	6	25	4,3	0,2
0,26	0,14	0,02	35	0,13	0,11	23	13	53	10	0,36
0	0,11	0,1	30	0,08	0,09	24	14	53	9	0,3
0	0,05	0,08	1,28	2,3	0,3	12	13	350	0,26	0,08
0	0,13	0,1	4	6	1,4	41	13	207	11	0,66

Alimento	Calorías	Proteínas	Fibra	Carbohidratos	Grasa total	Grasa saturada	Monoinsaturada	Poliinsaturada	Omega-3 (mg)	Sodio (mg)
Pastel congelado (1 ración)										
	243	2	1	35	11,1	3	6,1	1,4	68,5	216
Pastel de café (1 ración)										
	238	4	1	27	13,3	3,3	7,4	1,8	88,9	200
Pastel de carne (1 rodaja)										
	205	20	0	0	13,1	5,3	6,3	0,4	12,7	62
Pastel de pollo										
	380	11	3	36	21,5	8,3	9,2	3,7	~	841
Patatas chips light (28 g)										
	132	2	2	19	5,8	1,2	1,3	3,1	53,2	138
Patatas fritas (10)										
	226	3	3	28	11,5	2,3	6	2,6	~	122
Pepino con piel (½ taza)										
	8	0	0	2	0,1	0	0	0	2,6	1
Pera (1 mediana)										
	61	1	5	14	0,8	0,1	0,1	0,3	34,3	7,5
Perrito caliente, comida rápida (1)										
	280	11	1	22	17	6	~	~	~	710
Pescado blanco (1 filete)										
	146	27	0	0	3,7	0,7	1,1	1,3	960	63,6
Pimiento, chile, crudo (½ pimiento)										
	18	1	1	4	0,2	0	0	0,1	5	4
Pimiento morrón (10 tiras)										
	14	1	0	3	0,1	0	~	~	~	1
Pizza de queso (1 pedazo)										
	272	12	2	34		4,3	2,4	1,8	174	551
Plátano										
	105	1	3	27	0,4	0	0	0	31,9	1,2
Pollo, sin piel (½ pechuga)										
	130	27	0	0	1,5	0,4	0,4	0,3	47,2	76,7
Pomelo rojo (½ fruto)										
	37	1	1	9	0,1	0	0	0	6,2	0
Pretzels (10)										
	227	6	2	48	1,6	0,3	0,7	0,7	44,4	814
Puré de patata (1 taza)										
	174	4	3	37	1,2	0,5	0,2	0,1	35,7	634
Queso Cheddar (1 loncha)										
	113	7	0	0	9,3	5,9	2,6	0,3	102	174

Vitamina A (µg)	Vitamina B₁ (mg)	Vitamina B₆ (mg)	Folato (µg)	Vitamina C (mg)	Vitamina E (mg)	Calcio (mg)	Magnesio (mg)	Potasio (mg)	Selenio (µg)	Zinc (mg)
10	0,01	0,02	7	0,04	0	18	14	84	1,4	0,3
20	0,1	0,03	27	0,11	0,11	76	10	63	9	0,25
20	0,1	0,14	12	0,62	0,1	43	22	295	0	4
256	0,3	0,2	41	2	4	33	24	256	0,7	1
0	0,5	0,22	8	3,4	0,62	10	18	285	2	0,17
0	0,07	0,16	8	6	0,12	4	11	211	0,2	0,2
10	0,01	0,02	7	2,76	0	7	6	75	0	0,1
1,6	0,02	0,05	12	7	0,2	15	12	198	0,17	0,17
0	0,44	0,09	85	0,009	0,1	108	27	190	29	2
60	0,26	0,5	26	0	0,39	51	65	625	25	2
21,6	0,03	0,23	10,35	65	0,3	6	10	145	0,2	0,12
78	0,04	0,13	13	70	0,036	7	6,46	105	0	0
74	0,2	0,04	35	1	0	117	16	113	13	1
7	0,04	0,4	24	10	0,12	6	32	422	1	0,2
4	0,04	0,32	2	0,71	0,08	6,5	16	150	11	0,5
319	0	0,1	11,1	45,5	~	18,4	9,8	156	1,7	0,1
0	0,3	0,07	103	0	0,21	22	21	88	3	0,5
8,4	0,2	0,5	17	13	0,04	46	38	621	2	0,6
75	0,01	0,02	5	0	0,08	204	8	28	4	0,9

Alimento	Calorías	Proteínas	Fibra	Carbohidratos	Grasa total	Grasa saturada	Monoinsaturada	Poliinsaturada	Omega-3 (mg)	Sodio (mg)
Queso cremoso (1 cucharada)										
	50	1	0	1	5	2,8	1,2	0,2	25,1	46,5
Quinoa (1 taza, cocida)										
	222	8	5	39	3,6	~	~	~	~	13
Refresco con cafeína (0,350 l)										
	136	0	0	35	0,1	0	0	0	0	14,7
Remolacha (½ taza)										
	29	1	2	6	0	0	0	0	0	3,4
Repostería industrial (1)										
	209	2	1	37	5,6	1,3	3,3	0,7	37,2	181
Requesón, bajo en grasas (1 taza)										
	163	28	0	6	2,3	1,5	0,7	0,1	20,3	918
Ricotta, semidesnatado (½ taza)										
	171	14	0	6	9,8	6,1	2,9	0,3	86,8	155
Salchicha (1 ristra)										
	286	16	0	4	22,7	7,9	9,9	2,7	365	1,002
Salmón (85 g)										
	177	17	0	0	11,4	2,6	3,2	3,3	2,130	50
Salsa picante (½ taza)										
	35	2	2	8	0,2	0	0	0,1	6,5	780
Salvado de trigo (1 taza)										
	125	9	25	37	2,5	0,4	0,4	1,3	96,9	1,2
Sandía (1 cuña)										
	86	2	1	22	0,4	0	0,1	0,1	~	2,9
Sándwich submarino										
	456	22	~	51	18,6	6,8	8,2	2,3	~	1,651
Sardinas (1 lata)										
	191	23	0	0	10,5	1,4	3,6	4,7	1,362	465
Semilla de cáñamo (2 cdas.)										
	90	5	2	3	6	1	4	1	~	0
Semillas de chía (28 g)										
	137	4	11	12	8,6	0,9	0,6	6,5	4,915	5,3
Semillas de soja (1 taza, cocidas)										
	298	29	10	17	15,4	2,2	3,4	8,7	1,029	1,7
Setas (1 taza, en rodajas)										
	15	2	1	2	0,2	0	0	0,1	~	3,5
Sopa de tomate (1 taza)										
	91	2	1	20	0	0	0	0	0	710

Vitamina A (µg)	Vitamina B_1 (mg)	Vitamina B_6 (mg)	Folato (µg)	Vitamina C (mg)	Vitamina E (mg)	Calcio (mg)	Magnesio (mg)	Potasio (mg)	Selenio (µg)	Zinc (mg)
53	0	0	2	0	0,04	12	1	17	0,4	0,1
9,3	0,2	0,2	77,7	0	1,2	31,5	118	318	5,2	2
0	0	0	0	0	0	10	3	3	0,34	0
0	0,02	0,05	74	3	0,03	11	16	221	0,5	0,24
148	0,2	0,2	15	0	0,9	17	12	57	6,3	0,3
25	0,05	0,15	27	0	0,02	138	11	194	20	0,86
132	0,03	0,02	16	0	0,09	337	19	155	21	1,7
0	0,05	0,01	0,26	0	0,03	1,3	1,56	25	1,87	0,24
9,84	0,2	0,71	22	0	0,95	11	28	475	35	0,6
44	0,05	0,16	21	18	1,53	39	17	275	0,5	0,3
0	0,14	0,35	14	0	0,54	26	220	426	28	3
104	0,2	0,4	6	31	0,4	41	31	479	0,3	0,2
71	1	0,1	87	12	0	189	68	394	31	2,6
99,3	0,1	0,2	11	0	1,9	351	35,9	365	48,5	1,2
~	~	~	~	~	~	~	~	~	~	~
~	~	~	~	~	~	177	~	44,8	~	1
14	0,47	0,1	200	31	0,02	261	108	970	3	1,64
0	0,09	0,1	12	2	0,1	5	10	355	8	0,7
29,28	0,09	0,11	15	66	2	12	7	263	0,5	0,24

Alimento	Calorías	Proteínas	Fibra	Carbohidratos	Grasa total	Grasa saturada	Monoinsaturada	Poliinsaturada	Omega-3 (mg)	Sodio (mg)
Tarta de manzana (1 pedazo)										
	296	2	2	42	13,8	4,7	5,5	2,7	154	332
Ternera, carne picada magra (85 g)										
	279	12	0	0	25,2	9,6	11,1	0,6	52,2	56,4
Tocino canadiense (2 lonchas)										
	89	12	0	1	4	1,3	1,8	0,4	51,3	803
Tofu (½ taza)										
	183	20	3	5	11	1,6	2,4	6,2	733	17,6
Tomate (1 mediano)										
	32	2	1	6	0,6		0,1	0,2	8,5	48,8
Tortitas (1)										
	172	4	~	22	7,4	1,6	1,8	3,4	196	167
Vino blanco (0,10 l)										
	84	0	0	3,4	0	0	0	0	0	5,25
Vino tinto (0,10 l)										
	88	0	0	3,5	0	0	0	0	0	~
Yogurt desnatado (0,235 l)										
	238	11	0	42	3,2	2,1	0,9	0,1	27,2	132
Zanahoria (1)										
	25	1	2	6	0,1	0	0	0,1	1,2	42,1
Zumo de arándanos (1 cucharada)										
	137	0	0	34	0,3	0	0	0,1	58,2	5,1
Zumo de cítrico (0,350 l)										
	112	0	0	28	0	0	0	0	~	25
Zumo de uva (1 taza)										
	143	0	0	36	0	0	0	0	0	22,5
Zumo vegetal (1 taza)										
	46	2	2	11	0,2	0	0	0,1	2,4	653

Vitamina A (µg)	Vitamina B₁ (mg)	Vitamina B₆ (mg)	Folato (µg)	Vitamina C (mg)	Vitamina E (mg)	Calcio (mg)	Magnesio (mg)	Potasio (mg)	Selenio (µg)	Zinc (mg)
37	0,03	0,04	32	4	1,78	13	8	76	1	0,2
0	0,06	0,24	7	0	0,15	7	19	265	0	4
0	0,4	0,2	2	0	0,16	5	10	181	11	0,8
4,96	0,1	0,06	19	0	0,01	434	37	150	11	1
26	0,02	0,05	9	8	0,33	6	7	146	0	0,11
7,6	0,16	0,07	28	0,15	0,65	96	15	133	10	0,3
0	0	0,01	0	0	0	9	10	80	0,2	0,07
0	0	0,03	2	0	0	8	13	111	0,2	0,1
2	0,1	0,09	24	1,7	0	415	37	497	11	1,88
734	0,04	0,08	12	4	0,4	20	7	195	0,06	0,15
1	0,02	0,05	0	90	0	8	5	46	0	0,18
7	0,17	0,3	31	324	0,24	85	68	1,336	1	0,41
1	0,07	0,16	8	0,25	0	23	25	334	0,25	0,13
188	0,1	0,3	51	67	12	26	27	467	1	0,5

Agradecimientos

Este libro no habría sido posible sin el apoyo, la orientación y el trabajo de:

Gina Centrello, Bill Takes, Libby McGuire, Marnie Cochran, Jennie Tung, Richard Callison, Joe Perez, Nina Shield, Susan Corcoran, Theresa Zoro, Cindy Murry, Sanyu Dillon, Kristin Fassler y Quinne Rogers de Ballantine.

Stephen Perrine, George Karabotsos, Cecelia Smith, Michael Freidson, Ray Jobst, Sean Bumgarner, Jon Hammond, Charlene Lutz, Kimberly Miller, Linh Le, Daniel Cohen y todo el equipo de Galvanized.

El maestro cocinero Matt Goulding.

Los investigadores Heather Hurlock y Wendy Hess; los gurús del *fitness* Shawn Perine y Sean Hyson, y muchos otros que hicieron su aportación.

Los equipos de *Good Morning America* y *ABC News*, que han apoyado siempre mi trabajo.

Jennifer Rudolph Walsh, Jon Rosen, Andy McNichol y las mentes brillantes de WME.

Larry Shire, Eric Sacks y Jonathan Ehrlich por sus valiosos consejos.

Mehmet Oz, David Pecker, Dave Freygang, Strauss Zelnick, Joe Armstrong, Dan Abrams, Michele Promaulayko y muchos amigos, colegas y asesores que siguen inspirándome con su sabiduría y comprensión.

Y la mejor familia que podría tener.

Índice alfabético